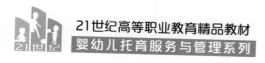

21世纪高等职业教育精品教材

婴幼儿托育服务与管理系列

山东省"十四五"职业教育规划教材

婴幼儿
疾病预防与护理

主　编／刘心洁

副主编／胡秀富

参　编／王雪妮

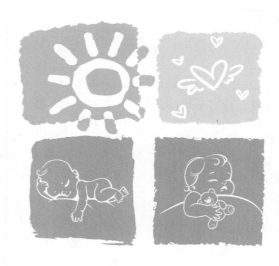

中国人民大学出版社
·北京·

图书在版编目（CIP）数据

婴幼儿疾病预防与护理 / 刘心洁主编. -- 北京：
中国人民大学出版社，2021.6
21世纪高等职业教育精品教材. 婴幼儿托育服务与管
理系列
ISBN 978-7-300-29388-2

Ⅰ. ①婴… Ⅱ. ①刘… Ⅲ. ①小儿疾病－预防（卫生
）－高等职业教育－教材②儿科学－护理学－高等职业教育
－教材 Ⅳ. ① R720.1 ② R473.72

中国版本图书馆 CIP 数据核字（2021）第 092071 号

21世纪高等职业教育精品教材·婴幼儿托育服务与管理系列
山东省"十四五"职业教育规划教材
婴幼儿疾病预防与护理
主　编　刘心洁
副主编　胡秀富
参　编　王雪妮
Yingyou'er Jibing Yufang yu Huli

出版发行	中国人民大学出版社		
社　　址	北京中关村大街 31 号	**邮政编码**	100080
电　　话	010 - 62511242（总编室）		010 - 62511770（质管部）
	010 - 82501766（邮购部）		010 - 62514148（门市部）
	010 - 62515195（发行公司）		010 - 62515275（盗版举报）
网　　址	http://www.crup.com.cn		
经　　销	新华书店		
印　　刷	天津中印联印务有限公司		
开　　本	787 mm × 1092 mm　1/16	**版　　次**	2021 年 6 月第 1 版
印　　张	14.25	**印　　次**	2024 年 7 月第 11 次印刷
字　　数	260 000	**定　　价**	38.00 元

前　言

　　党的二十大报告提出，我们深入贯彻以人民为中心的发展思想，要在幼有所育、学有所教、劳有所得、病有所医、老有所养、住有所居、弱有所扶上持续用力，要实现好、维护好、发展好最广大人民根本利益，采取更多惠民生、暖民心举措，着力解决好人民群众急难愁盼问题。在系列民生问题中，促进托育服务高质量发展，解决好婴幼儿的养育难题，关系着婴幼儿健康成长和千家万户的和谐幸福。为进一步提高婴幼儿照护质量，为社会提供有保障的普惠托育服务，教育部设立了贯通中、高、本的婴幼儿托育专业体系，以期为社会培养更多满足人民婴幼儿照护需要的高素质的专业人才，实现人们对幼有所育的美好期盼。

　　本书是面向婴幼儿托育服务与管理专业编写的教材。"婴幼儿疾病预防与护理"是婴幼儿托育服务与管理专业的主干课程，该课程要求学生研究婴幼儿生长发育特点和婴幼儿患病特点，熟悉婴幼儿常见疾病；熟悉婴幼儿疾病病理特点，掌握婴幼儿患病后护理及处置方法；了解婴幼儿疾病病因，掌握常见疾病的预防手段。

　　一直以来，婴幼儿疾病预防及护理措施主要通过卫生机构的宣传教育来实施，与婴幼儿直接打交道的托幼机构从业者对于婴幼儿疾病特点了解不深或不正确，对婴幼儿常见疾病缺乏认识，对婴幼儿疾病的处置和预防缺乏专业指导。本课程的开设就是为了让我们这些"祖国花朵的守护者们"熟悉婴幼儿常见疾病，了解婴幼儿疾病的病因和发病机制，掌握婴幼儿疾病的处置、护理和预防方法。

　　认识婴幼儿常见疾病涉及非常专业的医学知识，对于非医学专业的学生来说，要做到深入了解非常困难，因此本书遵循"适度、浅显"的原则，尽力做到用简单易懂的语言从最直观的角度来介绍疾病，让学生了解疾病的大体发生发展过程，做到"准确、够用"。

　　同学们作为未来服务婴幼儿的一线人员，一旦婴幼儿发生疾患，及时、正确处置和护理对于婴幼儿的健康甚至生命都有重要的影响。因此，本书中疾病的治疗和护理占据了相当大的比例，主要传授给大家一些实用的救护和保健技能，确保大家遇事不慌、遇事能用。

　　"防病于未然"是所有人的追求，本书在每种疾病的最后都会介绍该种疾病的预防方法，内容通俗易懂、简单实用，让学生听了就懂，懂了就会，会了就能用。

　　本书主要面向婴幼儿托育服务与管理专业的学生，在编写方面力求形式新颖、内容活泼，做到"易读、易学"。本书设置了"小案例"栏目，旨在帮助同学们更加直观地了解疾病的发生和发展进程。课后则辅以"课后思考"帮助同学们回顾课程重难点，加深记忆。对于专业性较强，同时也需要同学们了解的知识点，编者设置了"小贴士"和"知识拓展"栏目，以便于同学们更加全面地了解婴幼儿常见疾病及其防治方法。本书虽然是一本专业教材，但内容通俗易懂，可面向社会推广，为家长普及婴幼儿常见疾病的防治知识。

　　由于编者水平及能力所限，书中难免会有错误及纰漏，恳请广大师生及读者给予理解和指正，以便我们及时修改，不断提高本书的质量。

编　者

2021 年 4 月

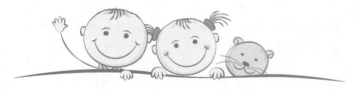

目 录

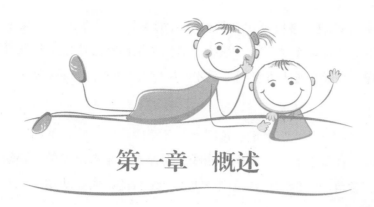

第一章　概述

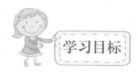 学习目标

1. 熟悉婴幼儿的生理和心理特点。
2. 熟悉婴幼儿疾病的特点。
3. 加强对婴幼儿疾病的认识，体会婴幼儿疾病预防的重要性。

婴幼儿是人类的未来，婴幼儿时期是人一生发展的关键时期，因此，为婴幼儿提供必要的保护及最大限度地满足婴幼儿生存发展需要对其未来发展极为重要。婴幼儿处于生长发育阶段，身体各部分结构与机能尚未成熟，面对疾病的抵抗能力较弱，很容易受到疾病的侵害，因此，对婴幼儿托育服务与管理的从业者来说，认识婴幼儿常见疾病、及早预防疾病的发生不仅关乎孩子的健康，更关乎人类的未来。

一、婴幼儿生长发育规律

婴幼儿的生长发育遵循一定的规律，认识婴幼儿生长发育规律对于婴幼儿生长发育情况的评估十分重要。

（一）生长发育是一个连续且有阶段性的过程

婴幼儿每时每刻都在生长发育。但婴幼儿不同阶段生长发育的速度不同，婴幼儿的体重和身高在 1 岁，尤其是出生后的前 3 个月生长特别迅速；到第 2 年生长速度减慢。

（二）各个系统及器官生长发育不平衡

婴幼儿各个系统发育时间及发育速度不同，婴幼儿神经系统发育较早，一般在 2 岁之前大脑发育最为迅速；淋巴系统在婴幼儿时期发育也很迅速，一般在青春期达到极限，以后逐渐下降；运动系统、循环系统、消化系统基本与体格生长发育平行；生殖系统往往发育较晚，一般在进入青春期之后才开始发育。如图 1 - 1 所示。

（三）生长发育具有个体差异

"龙生九子，各有不同。"由于遗传因素及环境因素的影响，不同婴幼儿生长发育也会有差异，不同个体都会有自己的生长曲线，但差异也是有限度的。婴幼儿生长发育水平都有一定的正常范围，但"正常范围"也不是绝对的，对婴幼儿生长发育的评估要综合考虑多种因素。

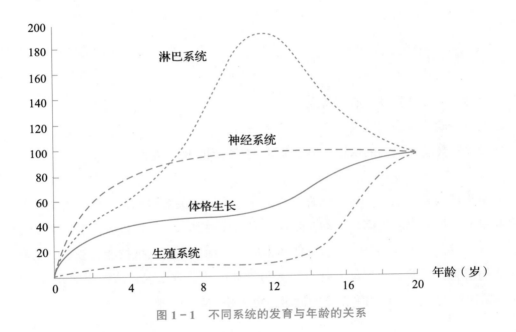

图 1 - 1　不同系统的发育与年龄的关系

（四）生长发育的一般规律

婴幼儿的生长发育一般遵循由上到下（出生后先抬头、抬胸，再会坐、立、走）、由近及远（运动发育顺序为从手臂到手，从四肢到手脚）、由粗到细（先发育粗大运动，再到精细运动）、由低级到高级（先会看、听，然后才会记忆、想象、进行逻辑思维）、由简单到复杂（先会说简单的复词，然后才会说复杂的句子）的规律。

（五）婴幼儿生长发育的指标

1.体重

体重是判断婴幼儿生长发育状况最简单、最重要的方式。正常足月男婴出生时体重平均为 3300g，女婴为 3200g。出生后前 3 个月的小儿体重增加最快，每月增加 750～900g，3 个月后体重可达到出生时的 2 倍，到 1 岁时体重约为出生时体重的 3 倍。健康小儿的体重无论是超过或不足均不应超过正常体重的 10%，超过 20% 就是肥胖症，不足平均指标的 85% 时应考虑是否为营养不良或病理原因。若小儿体重增长出现异常，应当及时向儿科医生咨询并进行干预。

2. 身高

身高是评估婴幼儿远期营养状况和骨骼发育的有效指标之一，它是指婴幼儿从头顶到足底的全身长度。婴幼儿身高增长规律是：年龄越小身高增长越快。正常小儿出生时平均身高为 50cm，出生后 3 个月身高月均增长 3～3.5cm，4～6 个月身高月均增长 2cm，7～12 个月身高月均增长 1～1.5cm。到 1 岁时共增长约 25cm。1 岁以后身高增长的速度逐渐减慢，第二年约增加 10cm；2 岁后，每年平均增加 5～7cm。0～3 岁儿童身高标准如表 1-1 所示。

表 1-1 0～3 岁儿童身高标准表

年龄（岁）	男孩（单位：厘米）			女孩（单位：厘米）		
	标准身高	偏矮	偏高	标准身高	偏矮	偏高
出生	50.4	<47.1	>53.8	49.7	<46.4	>53.0
2 月	58.7	<54.6	>63.0	57.4	<53.4	>61.6
4 月	64.6	<60.3	>69.0	63.1	<59.1	>67.4
6 月	68.4	<64.0	>73.6	66.8	<62.5	>71.2
9 月	72.6	<67.9	>77.5	71.0	<66.4	>75.9
12 月	76.5	<71.5	>81.8	75.0	<70.0	>80.2
15 月	79.8	<74.4	>85.4	78.5	<73.2	>84.0
18 月	82.7	<76.9	>88.7	81.5	<76.0	>87.4
21 月	85.6	<79.5	>92.0	84.4	<78.5	>90.7
2 岁	88.5	<82.1	>95.3	87.2	<80.9	>93.9
2.5 岁	93.3	<86.4	>100.5	92.1	<85.2	>99.3
3 岁	96.8	<89.7	>104.1	95.6	<88.6	>102.9

👆 **知识拓展**

婴幼儿身高与体重的增长特点

出生时：新生儿一般平均身高（长）为50cm左右；平均体重为3300g左右。

半岁以前：每月平均增长2.5cm，半年累计增长15cm；每月体重平均增长700～800g。体重的估算公式：体重（g）＝出生体重（g）＋月龄×700。

半岁～1岁：每月平均增长1～1.5cm，半年累计增长10cm；每月体重平均增长250g。体重的估算公式：体重（g）=6000+月龄×250。

1岁时：孩子的身高约为出生时的1.5倍，平均达到75cm；体重增加2500g。

1～2岁：平均每年增长10cm，以后每年平均增长5～7cm；体重的估算公式：体重（kg）=年龄×2+7。

3.头围

用软尺经婴幼儿眉弓上方、枕骨粗隆、耳缘上方一周的长度为头围。头围与大脑的发育密切相关，为2岁以下的小儿定期测量头围，有助于了解小儿大脑发育的状况。头围增长状况代表脑和颅骨的发育程度。小儿大脑发育不良时常呈头小畸形；头围过大，常见于脑积水。新生儿（出生28天之内的小儿）的头围平均为34cm；出生后前3个月和后9个月各增加6cm，到1岁时头围平均为46cm；2岁时增加2cm，平均达48cm。可见，1岁以内是婴幼儿头颅发育最快的时期。

4.胸围

用软尺沿小儿乳头下缘水平向背后绕肩胛骨下缘一周的长度为胸围。测量婴幼儿的胸围可以了解孩子胸廓和肺的发育水平。新生儿的胸围比头围小1～2cm，1岁时头围和胸围的数值相等，2岁以后胸围逐渐大于头围；当婴幼儿发育落后时（如受疾病消耗、营养不良等影响），胸围超过头围的时间较晚。

5.囟门

囟门包括前囟和后囟。前囟一般在足月儿出生后的12～18个月闭合。后囟在部分小儿出生时就已闭合，未闭合者一般会在出生后3个月内闭合。前囟是婴幼儿出生时在颅顶前方（额骨与顶骨交界处）可以摸到的菱形间隙，后囟是顶骨和枕骨之间的三角形间隙。前囟的大小是指囟门对边中点间的连线距离，出生时前囟大小为1.5～2cm。囟门反映婴幼儿颅骨间隙闭合情况，可以为婴幼儿颅脑发育情况和某些疾病诊断提供参考。囟门早闭伴有头围明显小于正常者，为头小畸形；囟门迟闭、囟门饱满及头围大于正常者，常见于颅内压增高的疾病，如脑积水、脑炎、肿瘤占位等。囟门凹陷见于消耗性疾病或脱水。

6. 牙齿

人的牙齿包括乳牙和恒牙。通常婴幼儿生后 4～10 个月乳牙开始萌出。出牙顺序是先下颌后上颌，自前向后依次萌出，但尖牙例外。乳牙一般在 2～2 岁半出齐，共有 20 颗。出牙时间推迟或出牙顺序混乱，常见于佝偻病、呆小病、营养不良等。6 岁左右开始萌出第 1 颗恒牙，自 7 岁开始，乳牙按萌出先后逐个脱落，代之以恒牙，最后一颗恒牙（第三恒磨牙）通常在 20～30 岁时出齐，也有相当一部分人终生无第三恒磨牙萌出。恒牙一般有 28～32 颗。婴幼儿乳牙萌出的具体时间个体差异较大。一般每颗牙的萌出时间为：6 个月时下颌中切牙萌出；9 个月时上颌中切牙及侧切牙萌出；12 个月时下颌侧切牙萌出；18 个月时上下颌第一乳磨牙萌出；2 岁时上下颌尖牙萌出；2 岁半时上下颌第二乳磨牙已经萌出。如图 1-2 所示。

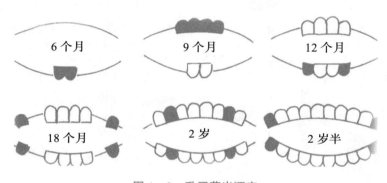

图 1-2 乳牙萌出顺序

二、婴幼儿各系统的解剖及发育特点

婴幼儿不是成人的缩影，其与成人的差异不只是体格的大小。婴幼儿最大的特点是具有成长性，是一个连续生长的过程，在生长过程中，婴幼儿各系统及器官不仅仅是体积的增大，还有功能的成熟。以下将分系统介绍婴幼儿的生长发育特点。

（一）呼吸系统

呼吸系统疾病是婴幼儿发病率最高的疾病，这是由其解剖特点决定的，如图 1-3 所示。

1. 鼻

婴幼儿鼻腔比较短小且狭窄，故当感冒流鼻涕或发炎时鼻腔容易阻塞；鼻毛少，鼻黏膜稚嫩，因此对病原微生物的防御能力低下，故年龄越小越容易发生感染。

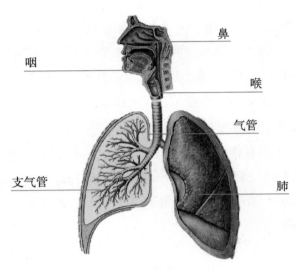

图 1 - 3　呼吸系统解剖图

2. 咽喉

同鼻腔一样，婴幼儿咽喉狭窄，黏膜屏障作用有限，所以容易发生感染。值得注意的是，小儿的咽鼓管短且呈水平状，所以咽部的感染易扩散造成中耳炎。

3. 气管与支气管

婴幼儿的气管与支气管比成人狭窄，缺乏弹性组织，黏膜纤毛运动能力弱，不能很好地排出微生物，且分泌型免疫球蛋白的分泌量也较少，抵抗外来病原体的能力弱，所以容易引发感染。

4. 肺

婴幼儿的肺的弹力组织发育差，肺泡数量较少，所以容易发生缺氧。

（二）消化系统

消化系统解剖图如图 1 - 4 所示。

1. 牙齿

牙齿的生长与骨骼有一定关系，但与骨骼的生长并不完全平行。小儿出生后 4～10 个月乳牙开始萌发，总共有 20 颗，大多 3 岁之前出齐。小儿的乳牙具有咀嚼食物、促进颌面部正常发育和正常发音等作用，因此，应当注意口腔卫生，避免乳牙早脱和发生龋齿。小儿的恒牙一般在 6 岁左右开始萌出，6～12 岁乳牙逐渐被恒牙替换，一直到 12 岁萌出第二恒磨牙。大多数人在 20 岁之后萌出第三恒

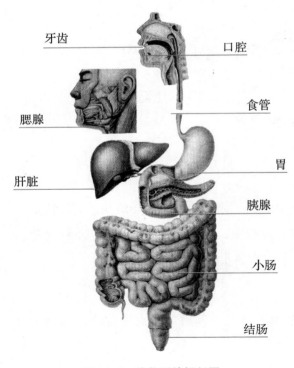

图 1 - 4　消化系统解剖图

磨牙（智齿）。

2. 胃

婴幼儿的胃呈水平位，贲门较宽，括约肌不够发达，因此，婴幼儿较容易发生呕吐，哺乳期的小儿较易发生溢乳。婴幼儿胃黏膜血管丰富，分泌腺体比较少，分泌的胃酸和各种消化酶也较少，因此，婴幼儿对食物的消化能力较低，容易发生消化不良。

3. 肠道

婴幼儿的肠管很薄，黏膜血管丰富，通透性好，有利于营养物质吸收，但肠道的屏障功能比较弱，因此容易发生感染导致腹泻，严重者病原体会通过肠道扩散至全身，造成严重的后果。婴幼儿肠管相对较长且柔软，容易发生肠套叠和肠扭转。

4. 肝脏

肝脏是人体重要的消化器官和解毒器官。婴幼儿肝脏体积相对较大，但它的功能相对不成熟，肝脏分泌胆汁少，对脂肪的消化能力较差，所以婴幼儿不宜摄入过于油腻的食物，以免造成消化不良；同时，婴幼儿肝脏的解毒功能也较弱，因此不宜摄入过多的蛋白质含量过高的食物，以免加重肝脏负担。

（三）运动系统

婴幼儿骨骼中含有的无机物较少，有机物较多，所以骨骼的硬度低而韧性大，由于婴幼儿骨骼处于发育状态，需要较多的钙和能够促进钙吸收的维生素 D，否则会导致骨骼硬度不够而变形，所以幼儿应预防钙和维生素 D 的缺乏。

1. 颅骨

小儿刚出生时颅骨的骨化并未完成，未骨化的部分分别称为骨缝、前囟、后囟（见图 1-5）。多数小儿出生时后囟已经闭合，最迟会在出生后 3 个月内闭合，前囟出生时为 1.5～2cm，以后随颅骨的生长而增大，6 个月时逐渐变小，最迟 2 岁闭合。囟门状态对小儿颅内压高低具有提示意义，当小儿因为感染等因素导致颅内压高时，囟门会变得饱满；反之，当小儿脱水时，囟门则会凹陷。

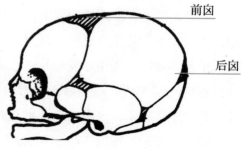

图 1-5 囟门

2. 脊柱

正常人的脊柱分为四个生理弯曲（见图 1-6）。小儿出生时已有骶曲（骶后凸），3 个月时抬头动作的出现会导致颈前凸（颈曲），6 个月能坐时会导致胸后凸（胸曲），1 岁左右能走路时会导致腰前凸（腰曲）。这种弯曲至 6～7 岁时才会固定下来。

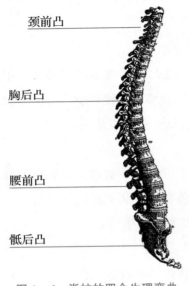

颈前凸

胸后凸

腰前凸

骶后凸

图1-6　脊柱的四个生理弯曲

注意小儿坐、立、走姿势，选择适宜的桌椅，对保证儿童脊柱正常发育很重要。

3. 四肢

由于小儿骨骼的韧性强，即使发生骨折，骨骼也不一定会断开，这有利于骨折的恢复，但也会导致疾病的误判。

4. 关节

婴幼儿的关节囊和关节周围的韧带未完全发育，关节囊比较松弛，韧带也不够结实，当受到外力牵拉，如拉着孩子上楼梯或者嬉闹时很容易造成脱臼。

👆 **知识拓展**

桡骨头半脱位

桡骨头半脱位常是由于大人领着小儿走路、上台阶时，或是抓住小儿双手转圈玩耍时造成的。小儿前臂受到强力牵拉后哭诉肘部疼痛，不肯用该手臂取物或者活动肘部，拒绝别人触摸，遇到这种情况后应立即将其送至医院进行手法复位。

（四）免疫系统

免疫系统是保卫人体的战士，小儿处于生长发育时期，免疫生理状况与成人相比有很大不同，不同阶段也有很大差异，这种差异也导致了一些疾病好发于小儿阶段或者只发生于小儿阶段。不论是婴幼儿先天就有的非特异性免疫，如皮肤黏膜的屏障作用、吞噬细胞的吞噬作用；还是后天才有的特异性免疫，如淋巴细胞产生的抗体，与成人相比，其功能都较差，这也决定了小儿更容易受到病原体的侵害。正因如此，所以要通过合理的户外运动，帮助婴幼儿养成合理的饮食习惯和良好的卫生习惯等，从而提高婴幼儿的免疫力。

1. 非特异性免疫

非特异性免疫又称固有免疫，是指机体先天具有的正常的生理防御功能，能对各种不同的病原体做出相应的免疫应答，它包括皮肤黏膜系统、血脑屏障、胎盘屏障、吞噬

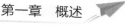

细胞、杀伤细胞、固有免疫分子等。婴幼儿的皮肤角质层较薄，黏膜血管丰富，胃酸分泌量少，呼吸道纤毛细胞发育不成熟，导致排异功能比较差，所以婴幼儿的防御屏障功能低下；单核－巨噬细胞和中性粒细胞是血液中的主要吞噬细胞，单核－巨噬细胞虽然在新生儿期就已经发育完善，但缺乏辅助因子，中性粒细胞在婴幼儿时期一直低于淋巴细胞，所以容易发生细菌感染。

2. 特异性免疫

特异性免疫又称获得性免疫，这种免疫只针对一种病原体，一般在经过微生物刺激或者注射疫苗后才能形成，主要包括 T 淋巴细胞参与的细胞免疫和 B 淋巴细胞参与的体液免疫。出生时，新生儿血液中的 T 细胞已经达到成人水平，但真正具有杀伤病原体能力的 CD_8^+T 细胞所占比例并不高，到 2 岁时才能达到成人水平，T 淋巴细胞产生的某些理化因子的水平到 3 岁时才与成人相当；B 淋巴细胞在抗原的刺激下变成浆细胞产生抗体（包括 IgA、IgG、IgM、IgD 和 IgE）发挥免疫作用，它们随着婴幼儿年龄的增长逐渐达到成人的水平。

（五）皮肤

皮肤是人体最大的器官，约占体重的 16%，由表皮、真皮、皮下组织及其附属器组成。它具有保护及免疫功能、感觉功能、体温调节功能、吸收功能、呼吸功能、分泌与排泄功能。

与成人相比，婴幼儿的皮肤平滑、细嫩，表皮层比较薄，通常由 3 ～ 4 层细胞组成。婴幼儿皮肤较薄，皮肤连接不够紧密，当面对外力牵拉时，皮肤很容易被撕裂。婴幼儿的皮肤因为比较细嫩，所以对很多物质吸收能力比较强，因此，对于一些外用药，要严格控制婴幼儿使用剂量，避免因为药物使用过量而引起副作用。而且一些有害物质，如酒精、有机磷农药，它们同样容易通过皮肤毒害婴幼儿，因此，对婴幼儿来说，应该避免让他们接触这些有毒有害物质。

婴幼儿的皮肤毛细血管丰富，含水量较高，因此，散热能力强，不易耐受低温，而且他们的体温调节中枢发育不完善，所以当周围气温较低时，更容易发生冻伤，甚至由于体温过低而引起休克。当周围温度过高或者受到物理及化学因素刺激时，由于细胞水分含量高，细胞间连接疏松，婴幼儿更容易发生水肿。

婴幼儿皮脂腺小，油脂分泌量少，但单位面积的汗腺密度却与成人相当，当周围环境闷热潮湿时，大量汗液不易蒸发，会导致角质层浸润肿胀，从而"长痱子"。

（六）其他系统

1. 视觉发育

小儿刚出生时就已经有视觉感觉功能，但只能看清近距离的物体，瞳孔有对光反射；第 2 个月能协调地注视物体，开始有头眼协调；6～7 个月时目光可随上下活动的物体沿垂直方向移动；18 个月时能够区别各种形状；2 岁时能够区别垂直线与水平线；5 岁时能够区别各种颜色；6 岁时深度视觉已经有了很好的发育。

2. 听觉发育

小儿出生时鼓室无空气，听力差；出生 3～7 日时听觉已经相当良好；7～9 个月时能确定声源，区别语言的意义；4 岁时听觉发育已经完善。

3. 味觉发育

小儿出生时味觉发育已经很完善；4～5 月时对食物轻微的味道已经很敏感，这个时期为味觉发育的关键时期，此时应添加各类辅食。

4. 嗅觉发育

小儿出生时嗅觉中枢与神经末梢已经发育成熟；3～4 个月时能够区分各种愉快或者不愉快的气味；7～8 个月时对芳香气味有反应。

5. 肤觉发育

肤觉包括触觉、痛觉、温度觉等。触觉是引起某些反射的基础。新生儿眼、口周、手掌、足底等部位的触觉已经很灵敏，而前臂、大腿、躯干的触觉则较为迟钝。新生儿出生时就已经有痛觉，但较为迟钝，到第 2 个月才逐渐完善，所以一般婴儿打针时对针刺不敏感。小儿出生时对温度觉已经很敏感。

6. 神经运动发育

婴儿一般 3 个月时能够在俯卧时自己抬头；6 个月时能够双手向前撑住独坐；7 个月时能够有意识地从仰卧位翻身至俯卧位，然后从俯卧位翻身至仰卧位；8 个月时能够坐稳并用双上肢向前爬；11 个月时能够单独站立片刻；15 个月时能够独自走稳；24 个月时能够双足并跳；30 个月时能够单脚跳。孩子在 3 岁时大运动发育已经较为完善。大运动反映儿童的平衡、协调能力，同时在运动中能够学习协作、互助、轮流行动等基本活动规则，增进与同伴交往的能力。3～4 岁时儿童可双脚交替上楼梯，骑三轮车，能从较高处跳下，可以并足跳远、单足跳；扔球时可将球高举过头，并可较准确地将球扔向目标；可扭转身体以助手臂投掷，但尚无下肢双腿协助的投掷姿势；可双脚跳跃；可向前踢球；可一足跟对着另一足尖沿直线向前走或后退；可在大人的帮助下穿脱衣服、上厕所。4～5岁时可交替单足下楼梯，脚尖站立。5岁时可荡秋千，多数儿童能掌握单脚跳、跳绳以及其他复杂的大运动技能，如轮滑、骑两轮车、跳舞等。学龄前孩子的高级视觉发育促进了精细运动的发展，尤其是手的动作更加精准和娴熟。精细运动的进一步提高有助于孩子生活自理能力的提高（如自己系扣子）和为将来上学做准备（如书写动作）。小儿运动系统的发育是否落后对很多疾病具有重要的提示意义，婴幼儿照护者在日常生活中应注意观察，发现异常时应尽早实施干预。

👆 知识拓展

2 岁以内小儿神经运动发育过程

1.1 个月内

在刚出生后不久，当新生儿面朝下趴着的时候会出现反射性的匍匐动作，这可以被认为是爬行的原始表现，它有助于小儿颈后肌肉的发育，以便小儿日后能够拥有抬头的力量。

2.2 个月

2 个月的小儿在俯卧位时能交替蹬腿，这是爬行的初始阶段，但是小儿的腰部肌肉不够发达、软弱无力，此时期鼓励小儿蹬腿能够训练其腰部肌肉，为将来的翻身、坐起打基础。此时小儿在直立或俯卧位时已能够将头抬起冲人微笑。

3.3 ～ 4 个月

3 ～ 4 个月的小儿可以自己用手撑起上身数分钟，并可从仰卧位变为侧卧位，此时期小儿视力也会提高，头眼耳之间的配合变得协调，能够主动抓住面前的物体，并且喜欢玩弄自己的双手。

4.5 ～ 6 个月

5 ～ 6 个月的小儿能够独自坐一会，扶坐时头部能超越躯干先竖起来。此时期的小儿还能发出单词音节，能够伸手取物，听懂自己的名字，认出陌生人。

5.6 ～ 7 个月

当把 6 ～ 7 个月大的小儿抱起来时，他（她）喜欢在爸爸妈妈的帮助下尝试蹬踏，这可以看作学步意识的开始。这时，大人可以和小儿面对面坐好，让小儿借助大人双手的力量尝试蹬踏。此时期小儿的腰部力量已经比较强，能够独自坐比较久，还会将玩具从一只手换到另一只手。

6.7～8个月

7～8个月的小儿能够独立坐稳，背部、腰部、臀部能够伸直，可用手支撑胸腹，使上身离开床面，甚至可以在原地打转，这样做有助于胸和双臂的发育，并促进精细动作的完善。

7.8～9个月

此时期小儿腰背部力量变得更强，一般到了8月龄以后便开始能够借助外力，如扶着栏杆或者大人的手站立起来。但此时期不建议让小儿站立太长时间，因为小儿骨骼还很脆弱，站立太久会导致"O形、X形腿"，或造成磕碰、跌倒和意外伤害。

8.9～10个月

9～10个月的小儿可用双上肢支撑向前爬行，能够手膝分工合作，在大人的搀扶下甚至可以摇摇晃晃地走几步。

9.10～11个月

10个月的小儿已经可以尝试自己独自站立，并能够在家人的牵引下蹒跚迈步，尽管走路不稳当，左摇右晃，但已经能够走很长的距离了。

10.11～15个月

11个月的小儿已经能够不借助外力单独站立片刻，到了12～15个月，大多数小儿能够在地上自由行走，并且能够弯腰拾起地上的东西。

11.15个月以后

15个月以后，小儿逐渐学会了上下台阶。18个月的小儿能够试着跑步。2岁的孩子能够非常灵活地奔跑和蹦跳。

7.语言发育

语言是人类特有的一种高级神经活动，是学习、社会交往和个性发展中的一项重要能力。婴幼儿语言发育标志婴幼儿全面发育。儿童掌握语言的过程也是婴幼儿意识发生和发展的过程。随着语言水平的发展，婴幼儿心理发展水平逐步提高。同时，婴幼儿对语言的掌握程度又依赖于心理发展水平。因此，婴幼儿语言发展水平与其心理发展水平一致。语言信号通过视、听感受器接收，传入中枢分析器（语言感受中枢、阅读中枢、书写中枢），在运动性语言中枢产生语言。因此，婴幼儿语言发育需听觉、发音器官及大脑功能正常发育。语言的发育与大脑、喉部肌肉的正常发育及听觉的完善有关。一般要经过发音、理解、表达3个阶段。刚出生时的小儿已经能哭，3～4个月能够咿呀发音；6～7个月能够听懂自己的名字，并能喊"妈妈"，但此时小儿并无意识；1岁时能够说

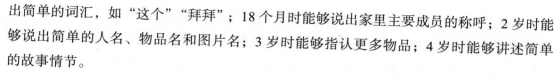

出简单的词汇，如"这个""拜拜"；18个月时能够说出家里主要成员的称呼；2岁时能够说出简单的人名、物品名和图片名；3岁时能够指认更多物品；4岁时能够讲述简单的故事情节。

8. 知觉发育

婴幼儿的形状知觉发展较快，新生儿出生时已有感觉功能，安静状态下可短暂注视物体，但只能看清15～20cm内的物体，3～4个月时手眼协调功能已经较好，8～9个月出现深度视觉，能看到小物体，2岁时能够区分水平线与垂直线，3岁时能够辨别圆形、方形和三角形，4～5岁时能认识椭圆形、四边形、五角形等形状。学龄前儿童空间方位知觉发育也已经开始，3岁幼儿能辨别上下方位，4岁儿童能辨别前后方向，5岁儿童开始能以自身为中心辨别左右方位，6岁时虽能完全正确地辨别上下前后四个方位，但以自身为中心的左右方位仍不能完全准确辨别。故学龄前儿童对字符的识别经常左右颠倒，例如分不清"b"和"d"。幼儿的时间概念发育比较迟，4岁时才开始产生时间概念，但对时间的感知相对不准确，需要依靠具体事例进行说明，比如要提醒幼儿早上是起床的时间，晚上是睡觉的时间。4岁前幼儿对一天的时间感知较模糊，多数孩子不能正确区分早晨、中午和晚上。4～5岁才会产生正确的时间概念。5～6岁能够知道一周七天的顺序、一年四个季节和相对时间概念。

9. 心理活动发育

婴幼儿在成长过程中心理活动会表现出以下特点：2～3个月的小儿主要通过笑、停止啼哭、眼神、发音等方式表示认识父母；3～4个月开始出现社会性反应的大笑；7～8个月开始表现出认生、对发音玩具感兴趣等；9～12个月是小儿认生的高峰期；1岁左右喜欢玩变戏法和捉迷藏的游戏，此时小儿出现思维；18个月具有自我控制能力，能够独自玩很久；2岁时小儿不再那么认生，能够和父母分开一段时间；3岁以后能够和小朋友一起做游戏，此时小儿可以产生抽象思维。小儿一般在5～6岁时已经有较好的注意力，并逐渐学会综合分析、分类比较等抽象思维方法。总的来说，婴幼儿心理活动的发展是生理、心理以及社会因素共同作用的结果，因此我们应该充分关注小儿的生理、心理健康，创造健康温馨的社会环境，帮助他们健康成长。

10. 学习能力发育

孩子一出生就开始学习和模仿周围世界，也会在社会支持和引导下进行一定的学习活动，获得学习技能。婴幼儿的学习能力对于其以后的发展和生活十分重要，因此对于他们的学习行为要适当鼓励，当孩子拆开一个物品时，要及时表扬鼓励，使其增强自信心，切不可因为毁坏了一件物品而过度责骂孩子。婴幼儿学习技能的获得与语言、记忆和注意有关，包括阅读、书写和计算。因此，教育的重点是培养孩子想象性思维，鼓励孩子学习观察的方法，满足其求知欲。如开展丰富多样的游戏活动和形象化的教育活动，鼓励孩子发现问题、提出问题，并耐心回答孩子提出的问题；创造条件让孩子自由地探索周围世界，开展丰富的实践活动；具体的做法包括带领孩子实地观察、描绘观察对象、描述观察对象的特点等；鼓励孩子多读或听童话、科幻书籍等；培养思维的灵活性，引导孩子从不同角度考虑问题，培养逆向思维等。3 岁左右可帮助孩子培养计算能力，计算能力对他们以后的发展十分重要。多数孩子在此时期还不能将计数与数量相联系，孩子能够正确数 1 到 5，但不知道 5 比 1 多。4 岁以后孩子逐渐可结合身边的物品学习加减法等。4～6 岁的孩子已具有一定的识字和学习字母的能力。

（七）婴幼儿常见的发育与行为问题

婴幼儿常见的发育与行为问题有吮吸手指、遗尿症、口吃、多动症等。吮吸是一种原始反射，凡接触到婴儿口唇的任何物体，都会引发吮吸反射，这也是婴儿处于"口腔探索期"的一种正常现象。随着年龄的增长及与外界环境接触的增多，这种行为一般会在不知不觉中消失。但是若到 2～3 岁以后幼儿仍有这种行为，甚至成为习惯，主要表现为幼儿在上课、睡觉或者其他时间，经常用手指放在口中吮吸，就应该纠正。因为长期吸吮，幼儿手指会出现茧子或变形，颌面部会有变形、下颌前凸、牙齿不齐等症状。这类孩子要多给予关爱，消除其紧张情绪，当吸吮手指行为发生时，帮助其分散注意力，切勿责骂，避免产生自卑心理。遗尿症、口吃、多动症等相关内容详见本书"第九章　常见心理行为障碍"。

三、婴幼儿疾病特点

在医学上儿科与成人科室的差别很大，孩子的年龄越小，与成人的差异越大。婴幼儿疾病也一样，即使婴幼儿和成人患同一种病，其症状和疾病的发展与预后也是不一样的。

经常生病是孩子成长过程中的一种现象，首先，婴幼儿的自我保护意识比较弱，面对危险时更易受到伤害。此外，由婴幼儿的生理特点可知，孩子皮肤黏膜脆弱，体温调节能力差，特异性与非特异性免疫都尚不成熟，因此，婴幼儿机体对于外部环境变化更加敏感，对于病原体的防御能力也较弱。

婴幼儿时期最容易得呼吸系统与消化系统疾病。首先，呼吸系统直接与外界相通，承担着气体交换的重任，是人体与外界联系的窗户，而且婴幼儿呼吸道纤毛不够发达，当外界病原体较多或者机体抵抗力下降时，呼吸系统非常容易染病。其次，婴幼儿消化系统发育不成熟，消化与吸收食物的能力比较差，而婴幼儿正处于生长发育阶段，对营养物质的需求很高，因此，胃肠道的负荷比较大，所以，婴幼儿发生消化功能紊乱的概率很高。此外，由于婴幼儿免疫系统发育不成熟，其传染性疾病的发病率也较高，如麻疹、水痘、脊髓灰质炎等。

年龄越小的孩子免疫功能越差，代偿能力也很有限，体液调节能力也比较弱，多数情况下患病后病情更重、发展更快，容易发展成为败血症、水和电解质紊乱以及器官功能衰竭。比如，高热患儿容易发生热性惊厥，幼儿肺炎容易并发心力衰竭，腹泻患儿容易发生脱水和酸中毒。此外，对于年幼体弱儿来说，他们对疾病的反应差，往往表现为体温不升、不哭、表情淡漠，且无明显的定位症状和体征，给临床诊治造成了很大困难。

由于婴幼儿正处于生长发育时期，机体修复能力极强，因此，只要得到及时、正确的诊治，患儿恢复得也快，而且后遗症也较少。但是婴幼儿患病时起病急、进展快、变化多，因此，婴幼儿的死亡率比其他群体都高。有研究显示，降低婴幼儿死亡率最迅速、最有效的方法是通过向父母普及卫生知识，从预防的角度减少各种常见的死亡原因。因此了解和掌握婴幼儿疾病的特点及预防知识并及时向父母等普及这些知识意义重大。

四、婴幼儿保健及疾病护理

我国婴幼儿保健以婴幼儿健康为中心，经历了初级、发展、新时期婴幼儿健康问题控制三个阶段，涉及疾病预防及接种、体格生长发育与评估、疾病筛查、心理行为发育等领域。21世纪婴幼儿保健的目标是促进或改变婴幼儿健康轨道，包括生命初期的健康准备、生长过程中的健康保护以及健康促进，尤其是对深入婴幼儿健康管理工作一线的从业者提出了更高的要求。

婴幼儿疾病的护理不仅是医院护士的责任，对于一些轻症患儿来说，家长、幼师以及相关从业者在护理方面也起着极其重要的作用。优质的护理不仅能够促进患病的婴幼儿康复，也能有效避免患儿由轻症转为重症。对于从业者来说，最重要的就是要密切观察患儿病情，其病情发展快、变化多端，需要对病情进行系统、有效的观察。如婴幼儿患感染性疾病时，常急性起病，病情发展快，容易并发败血症、循环衰竭及中毒性脑病等；年幼或体弱儿患严重疾病时，对疾病反应差，常缺乏典型的症状和体征，有的仅表现为反应低下、体温不升等非特异性症状。所以，对患儿疾病做出正确判断和及时处理非常重要。对于非专业的医护人员，也有必要掌握简单的护理操作，如拍背、物理降温、烧烫伤的处理、初级心肺复苏等，这些都有助于患儿尽快恢复健康。

五、婴幼儿营养与喂养

随着人们生活水平的提高，吃饱饭的问题已经解决，如何吃得好、吃得健康逐渐成为婴幼儿营养与喂养需要解决的问题。充足的营养是婴幼儿维持生命和身心健康的重要因素之一。在胎儿、婴幼儿时期，机体生长发育十分迅速，是人类生长发育的第一个高峰，同时脏器的形成和功能也不断发育成熟，尤其是中枢神经系统在生命最初 2～3 年内的发育最为迅速。早期营养供应失衡不仅影响儿童体格生长、大脑与认知功能的发育，甚至可能引起成年后的一些慢性代谢疾病，如肥胖症、糖尿病、高血压等。重视儿童期营养，特别是加强对婴幼儿时期的营养管理，促进母乳喂养，及时纠正婴幼儿营养不良，将为儿童终生健康奠定基础。

六、婴幼儿疾病的预防要点

（一）及时接种疫苗，加强计划免疫

得益于计划免疫接种，我们在抗击婴幼儿疾病方面取得了巨大的成功。目前，除了极少数的地区外，导致小儿残疾的小儿麻痹症已经基本被消除，通过接种白喉疫苗、百日咳疫苗、百白破疫苗、破伤风疫苗以及其他可预防病症的疫苗，数百万人的生命得以拯救，仅百白破疫苗每年就可以挽救约 250 万 5 岁以下儿童的生命。继续加强计划免疫，普及疫苗知识，对于中国下一代的健康十分重要。计划免疫时间如表 1-2 所示。

表 1-2　计划免疫时间表

时间	卡介苗	乙肝	脊灰	百白破	麻疹
出生	★	★			
1 个月		★			
2 个月			★		
3 个月			★	★	
4 个月			★	★	

续表

时间	卡介苗	乙肝	脊灰	百白破	麻疹
5 个月				★	
6 个月		★			
8 个月					★
18 ~ 24 个月				★	★
4 岁			★		
6 岁				★	

（二）加强婴幼儿的营养，改变不合理喂养

目前，随着人们生活水平的提高，儿童营养状况正在不断提高。但是，即使婴幼儿每日能够获得足够的热量，但也可能存在微量营养素摄入不足的情况，缺乏某些营养素可能导致婴幼儿骨骼变形、失明、发育落后、智力下降等状况。与缺乏营养相反，目前城镇婴幼儿越来越多被肥胖问题所困扰。此外，脂肪、糖、盐摄入过多，再加上户外活动量较少，这些都增加了儿童罹患糖尿病、心脏病甚至癌症的风险。及时补充婴幼儿所需的营养素，改变不健康的饮食及生活习惯对于儿童健康至关重要。

（三）防治呼吸系统疾病

呼吸系统疾病是儿科最常见的疾病，也是导致婴幼儿死亡的主要原因。目前随着工业化、城市化的推进，很多城市的婴幼儿受空气污染的影响，使得婴幼儿肺炎及哮喘的患病率增加。值得注意的是，每年世界上约有 200 万 5 岁以下的儿童死于室内空气污染，因此，不仅在户外要注意呼吸系统的保护，而且要重视室内空气的质量。

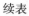 **知识拓展**

儿童疾病的三级预防

Ⅰ级预防：也称基础预防，是疾病发生前的干预促进性措施，如健康教育、营养指导、心理支持、预防接种及环境保护等。

Ⅱ级预防：疾病症状出现前的干预措施，即早发现、早诊断、早干预和早治疗，避免产生严重后果。包括定期体格检查、生长监测、疾病早期筛查及产前检查等。

Ⅲ级预防：疾病期的彻底治疗，防止并发症和后遗症，争取全面康复。包括家庭护理、心理治疗、促进功能恢复等。

（四）重视环境卫生与个人卫生

每年都有许多婴幼儿因不干净的饮用水及不卫生的生活环境患病甚至死亡，在一些欠发达地区，环境卫生差、医疗条件不足、饮用水污染等问题尤为突出。此外，婴幼儿自理能力差，对于个人卫生的重要性不能很好地理解，这也造成婴幼儿易患消化系统疾病。

（五）注意交通安全问题

交通也会对婴幼儿的人身安全构成威胁。据世界卫生组织估计，道路交通事故是5～14岁儿童及青少年的第二大死亡原因。

（六）关注婴幼儿的心理健康

现代社会生活的压力越来越大，父母对于孩子缺乏必要的心理辅导，加上互联网的高速发展和智能手机的应用，孩子沉迷其中容易造成社交能力低下。此外，生活在贫困地区的孩子遭受抑郁和焦虑影响的程度高于城市平均水平，童年和青少年时期遭受的心理健康问题会显著影响这些孩子日后的生长和发展，严重的还会增加自杀的风险。

（七）建立婴幼儿健康"攻守同盟"

虽然人们的生活水平已经显著提升，但是一些家长的观念和做法却不符合现代健康理念，比如，孩子在家暴饮暴食，吃零食过多，睡眠时间不足等，这在一定程度上给婴幼儿疾病的预防工作带来了不利影响，尤其是一些孩子的爷爷奶奶缺乏婴幼儿疾病预防的相关知识，这也导致了由他们喂养的孩子患儿童单纯性肥胖症、糖尿病、脂肪肝等疾病的比率比较高，因此要对他们进行多种形式的宣传教育。如果家长能充分认识到婴幼儿保持科学规律的生活对健康的重要性，注意婴幼儿良好生活习惯的养成，就能很好地预防一些疾病的发生。即使婴幼儿生病，如果能得到家长正确的配合，也有利于婴幼儿尽快康复。

作为儿童健康的守护人，不仅自己要注意婴幼儿疾病的预防，还应密切联系家长，积极宣教，与婴幼儿的家长共建婴幼儿健康"攻守同盟"。

课后思考

1. 简述婴幼儿各个系统随着年龄增长都会发生什么变化。

2. 与成人相比，婴幼儿疾病有哪些特点？针对这些特点应该采取什么预防及护理措施？

素养园地

党的二十大报告：在幼有所育上持续用力

我们深入贯彻以人民为中心的发展思想，在幼有所育、学有所教、劳有所得、病有所医、老有所养、住有所居、弱有所扶上持续用力，建成世界上规模最大的教育体系、社会保障体系、医疗卫生体系，人民群众获得感、幸福感、安全感更加充实、更有保障、更可持续，共同富裕取得新成效。

我们要实现好、维护好、发展好最广大人民根本利益，紧紧抓住人民最关心最直接最现实的利益问题，坚持尽力而为、量力而行，深入群众、深入基层，采取更多惠民生、暖民心举措，着力解决好人民群众急难愁盼问题，健全基本公共服务体系，提高公共服务水平，增强均衡性和可及性，扎实推进共同富裕。

推进健康中国建设，把保障人民健康放在优先发展的战略位置。建立生育支持政策体系，实施积极应对人口老龄化国家战略，促进中医药传承创新发展，健全公共卫生体系，加强重大疫情防控救治体系和应急能力建设，有效遏制重大传染性疾病传播。

思考：作为一名托育人，你对党的"幼有所育"的方针是如何理解的？在具体工作中，你如何学习贯彻落实"幼有所育"的精神。

同步练习

1. 从解剖学角度分析婴幼儿生理特点和疾病的关系。

2. 为什么年龄越小的孩子越容易引起急性上呼吸道感染，而随着年龄的增长，此病患病概率会越来越低呢？

3. 调查一下你所在的社区中 0～3 岁的婴幼儿，了解他们在各个季节最易患什么疾病，绘制当地婴幼儿疾病图谱。

4. 我们应该怎样做才能保护好婴幼儿，并预防各种疾病的发生呢？

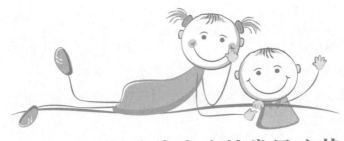

第二章 婴幼儿疾病的常见症状

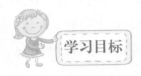

1. 掌握婴幼儿患病的早期迹象和常见症状。
2. 熟悉婴幼儿常见疾病的各种表现。
3. 利用所学知识，能及时发现婴幼儿的患病症状。

症状是指患者主观感受到不适或痛苦的异常感觉或某些客观病态等。症状具有多种表现形式，有些只能主观感受到，如疼痛、眩晕等；有些不仅能够主观感受到，而且客观检查也能够发现，如发热、黄疸、呼吸困难等；有些主观感受无异常，只有通过客观检查才能发现，如紫癜、淋巴结肿大等。这些都是广义上的症状。与成人相比，婴幼儿对症状的表述能力差，患病后常不如成人典型，这对患儿疾病的早期识别造成了相当大的困难，因此，掌握常见的婴幼儿疾病的临床表现是及早发现婴幼儿患病的关键。

第一节 全身非特异症状

一、精神状态

由于婴幼儿语言表达能力与成人相比较差，精神状态异常往往是其生病的迹象，低龄体弱儿尤其如此。患儿生病时往往表现为无精打采、疲倦、嗜睡、目光呆滞，对于平常喜欢的事物提不起精神，也有的患儿表现为哭闹、烦躁不安、惊恐等。

二、发热

发热是指机体在致热源的作用下或者由于各种原因引起体温调节中枢功能障碍时，体温超过正常范围。

（一）正常体温

婴幼儿体温一般为36℃～37℃，也有因测量方法不同而存在差异。正常体温在不同个体之间存在差异，且常受机体内外因素影响稍有变动。体温在同一天之内也会有变化，一般下午高，清晨低，剧烈运动后、进餐之后、哭闹、情绪波动等因素都会导致体温升高。但体温变化范围不会超过1℃。

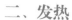 小贴士

三种体温测量方法

腋下温度：将体温计夹于腋窝下，5分钟后读取数值。正常范围在36℃～37℃。

口腔温度：将体温计放置在患儿舌下，闭口约3分钟后取出获得数值。口腔温度正常范围为36.2℃～37.2℃。

直肠温度：将体温计消毒后涂上润滑油，然后插入肛门，2分钟后取出获得数值。正常温度为36.5℃～37.5℃。

（二）发热的原因

在正常情况下，人体的产热和散热保持动态平衡。由于各种原因导致产热增加或者散热减少则出现发热。发热的原因包括致热源性发热和非致热源性发热。

1. 致热源性发热

婴幼儿最常见的发热类型是致热源性发热。致热源分为外源性致热源与内源性致热源。

（1）外源性致热源。

1）各种微生物病原体及其产物，如细菌及细菌毒素、病毒、真菌等。

2）炎性渗出物及无菌性坏死组织；抗原－抗体复合物；某些类固醇物质。

3）多糖体成分及多核苷酸、淋巴细胞激活因子等。

（2）内源性致热源。

内源性致热源又称白细胞致热源，如白介素、肿瘤坏死因子、干扰素等。

2.非致热源性发热

非致热源性发热主要见于：

（1）体温调节中枢的直接损伤，如脑外伤，炎症等。

（2）引起产热过多的疾病，如癫痫持续状态、甲亢等。

（三）发热的分类

在临床上，医务工作者常用的分类方法是病因分类，即把发热分为感染性发热与非感染性发热。

1.感染性发热

感染性发热是最常见的发热类型，通常是由各种病原体如病毒、细菌、支原体、衣原体、真菌、寄生虫等感染引起的。

2.非感染性发热

（1）内分泌及代谢疾病：甲状腺功能亢进、甲状腺炎、脱水等。

（2）结缔组织疾病：类风湿性关节炎、系统性红斑狼疮、皮肌炎等。

（3）变态反应性疾病：风湿热、溶血反应等。

（4）血液病及恶性肿瘤：白血病、淋巴瘤等。

（5）颅内疾病：脑出血、脑震荡、癫痫持续状态等。

（6）物理及化学性损害：中暑、内出血、大面积烧烫伤、骨折等。

（7）生理性发热：情绪紧张、剧烈运动后均会出现低热。

知识拓展

发热的分度

以口腔温度为标准，可将发热分为：

（1）低热，37.3℃～38℃。

（2）中等热度，38.1℃～39℃。

（3）高热，39.1℃～41℃。

（4）超高热，41℃以上。

（四）发热的危害

体温每升高1℃，心跳就会加快约15次/分，基础代谢也会随之升高13%，这就意味着，体温越高，体内营养素的代谢就越快，耗氧量也越多，因此，发热非常消耗人的精力与体力。

高热会影响孩子的消化功能，使得消化道分泌的消化酶等物质减少，胃肠蠕动减慢，从而导致孩子消化不良，腹胀腹泻，因此，发热时不要给孩子食用难以消化的食物，以免加重孩子的胃肠负担。此外，对于年幼儿童来说，发热还有可能引发高热惊厥。

（五）发热的过程

1. 体温上升期

常有疲乏无力、肌肉酸痛、皮肤苍白，以及寒战等现象。皮肤苍白是由体温调节中枢的作用引起的，体温调节中枢发出指令，使体表毛细血管收缩，血流减少，并使散热减少，从而使体温升高。肌肉酸痛也是由体温调节中枢的作用引起的，体温调节中枢发出指令，骨骼肌不随意收缩，使得骨骼肌产热增加，进而使体温升高。

2. 高热期

体温上升达到高峰之后，保持一定时间，其持续时间的长短，因病因的不同而不同，一般的感冒可持续数天，疟疾只持续数小时。此时体温已经升高，体温调节中枢不再发出指令，因此，肌肉不再收缩，寒战消失，皮肤血管也由收缩转为舒张，并使皮肤变得红润。

3. 体温下降期

由于病因消除，体温调节中枢的体温调定点逐渐降至正常水平，产热相对减少，散热开始增加，这时候皮肤表现为多汗。

 知识拓展

几种常见的热型

1. 稽留热

体温恒定为 39℃以上，持续数天到数周，24 小时内体温波动范围不超过 1℃，一般上午体温高于下午体温，小儿主要见于大叶性肺炎，如图 2-1 所示。

2. 弛张热

体温常在 39℃以上，波动幅度较大，24 小时内体温波动范围超过 1℃～2℃，但体温最低时也在正常水平之上，常见于化脓性炎症、败血症、风湿热等，如图 2-2 所示。

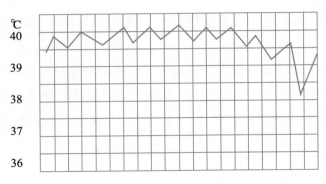

图 2-1 稽留热

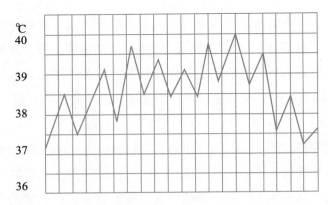

图 2-2 弛张热

3. 间歇热

体温骤然升高，达 39℃以上，持续数小时，又迅速降至正常水平，体温正常时间可达一到数天，高热期与无热期反复交替出现，常见于疟疾，如图 2-3 所示。

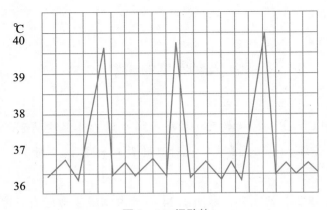

图 2-3 间歇热

4.不规则热

此种热型最为常见，发热时体温曲线无规律，持续时间也不定，经常波动于 37℃～40℃，它常见于多种疾病，如上呼吸道感染、支原体肺炎、白血病等，如图 2-4 所示。

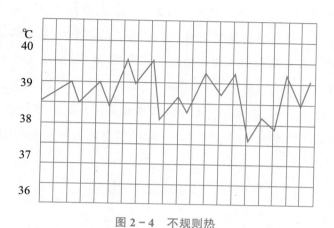

图 2-4 不规则热

（六）防治与护理

1.退热

只有当婴幼儿发热超过 38.5℃，感到不适，并且不存在禁忌证的情况下，医生才建议使用物理方法（温水擦浴、冰敷、使用退热贴等）或者口服药物进行退热治疗。值得注意的是，口服的退热药物，只有在必要时才可以重复使用，所谓必要时是指婴幼儿体温再次升高到 38.5℃时。

 小贴士

物理降温

1.冰敷

将冰袋放置于需要降温的部位，如前额、腋窝、大腿根部等大动脉经过的地方，时间不超过 30 分钟。冰袋不应与患儿皮肤直接接触，应用干毛巾或者布套包裹，以免低温损伤患儿皮肤。

2.冷湿敷

将毛巾放入冷水中浸润，取出后拧至半干，折叠成适宜大小并敷于患儿前额，5 分钟更换一次，持续 15～20 分钟。在进行冷湿敷时，应当注意观察，如果患儿出现寒战、面色苍白，应立即停止湿敷。

3. 温水擦浴

温水擦浴属于全身降温，降温幅度较大，一般在患儿体温 39.5℃以上时使用。将毛巾放入 32℃～34℃的温水中浸润，取出后拧至半干，折叠成适宜大小后，分别擦拭患儿的四肢、腰背和臀部，注意不要擦拭胸前区、腹部、后颈和脚心等部位，以免造成不良反应。擦拭过程中，不要暴露患儿的身体，要注意保温，每擦拭完一处后，都应该用干毛巾擦干。擦拭过程中应当注意观察患儿病情有无变化，如出现寒战、面色苍白时，应当立即停止擦浴，并给予保温措施。为增强降温效果，擦拭时可将冰袋放于患儿前额，将热水袋放于其脚底。热水袋在擦浴后取走，冰袋需在体温降至 39℃以下时再撤走。

两种常见的退热药物

1. 布洛芬

适用于中等热度致高热的婴幼儿，主要应用途径为口服。本品为非甾体消炎药物，故对非甾体类抗炎药物过敏者禁用，对阿司匹林过敏的哮喘患者也禁用，不良反应为：少数患儿可出现恶心呕吐、胃烧灼感或者轻度消化不良，严重者可出现胃肠道溃疡以及出血等，罕见皮疹、过敏性肾炎、膀胱炎、肾病综合征、支气管痉挛等。

2. 对乙酰氨基酚

适用于中等热度致高热的婴幼儿，应用途径同样为口服。在常规剂量下，不良反应很少，偶尔可引起恶心、呕吐、出汗、腹痛、皮肤苍白等。少数病例可发生过敏性皮炎、粒细胞缺乏、血小板减少、贫血、肝功能损伤等。本品对胃肠道的刺激很小，很少引起胃肠道出血，故有胃肠道疾病的患儿可应用本品。过敏及严重肝肾功能不全者禁用本品。

---

2. 严密观察病情发展

（1）注意随时监测患儿体温，采取降温措施后每 30 分钟应测体温一次，以了解体温的变化。

（2）注意观察患儿发热程度及经过，伴随症状及体征、治疗效果，以及饮水量、饮食量、尿量和体重的变化。

（3）高热患儿应注意观察有无惊厥，并给予适当护理。

👆 小贴士

发热患儿护理的几个误区

1. 盖被子"捂汗"

有的人认为只有多穿衣服、多盖被子让孩子发汗才能促进疾病的恢复，于是有些家长将发烧的孩子裹得严严实实的，殊不知单纯多穿衣服是不能够起到发汗降温作用的，结果"捂汗"不成，反而造成降温不及时，还加重了病情。

2. 没有及时饮水

一般患儿吃完退热药后都是通过出汗来达到降温目的的，但患儿在生病时食欲会很差，因此不爱喝水，而且很多父母也没有及时要求孩子喝水，这就使得孩子虽然吃了退烧药，但体内缺乏水分出汗，造成退热效果不理想。因此孩子生病发烧的时候一定要鼓励其多喝水，一方面能够促进发汗退热，另一方面也能及时排出体内代谢的废物。

3. 吃高热量、难消化的食物

为了促进婴幼儿尽快恢复健康，有些父母喜欢给生病的孩子吃一些热量高且难消化的食物，如牛排、巧克力等，他们认为婴幼儿患病时能量消耗会比较高，因此，食入这些食物会有利于疾病恢复，殊不知这种做法会加重婴幼儿的肠胃负担，造成消化不良、腹泻，从而更不利于恢复健康。正确的做法是让患儿多吃易消化的食物，如瘦肉粥、牛奶等。

4. 未正确使用冰袋降温

冰袋降温是一种有效的物理降温方法，尤其是对体温不太高，有服用退烧药物禁忌证的孩子特别适用。但很多家长不知道冰袋的正确使用方法，很多人直接将冰袋放在患儿的额头或者腋下，这样虽能快速降温，但也会冻伤患儿稚嫩的皮肤。正确的方法是用毛巾或干净的纱布包好冰袋，放置于患儿额头、腋下或腹股沟位置。

3. 一般护理

（1）补充营养和水分。由于食欲下降和消化吸收功能减退而导致的能量消耗增加，可能会使患儿消瘦和营养不良，故应给予高热量、高蛋白、高维生素、易消化的流质或半流质饮食，多吃新鲜蔬菜及水果，做到少量多餐。鼓励患儿多喝温开水，保证患儿摄入充足的水分，促进毒素和代谢产物的排出。应当注意，退热期的患儿更应注意水分的摄入，因为此时患儿出汗较多，水分摄入过少可能会引起脱水。

（2）在发热过程中，患儿可能会大量出汗，应当及时为患儿更换衣物，保持皮肤的清洁。高热患儿唾液分泌减少，口腔黏膜干燥，因此特别容易发生口腔炎症，所以应当鼓励患儿多漱口，保持唇以及口腔的清洁。

（3）应当将患儿安排到舒适、安静、温暖的环境中，若患儿出现惊恐、焦虑等不适，应当给予患儿精神安慰，缓解不良情绪。

（4）鼓励患儿多进行户外运动，不挑食，提高免疫力；养成良好的卫生习惯，不去人多的地方聚集，避免接触病原体。

第二节　呼吸系统症状

咳嗽与咳痰是临床最常见的呼吸系统症状之一。咳嗽是一种反射性防御动作，通过咳嗽可清除呼吸道分泌物及气道内的异物。但是咳嗽也有不利的一面，例如咳嗽可使呼吸道内感染扩散，剧烈的咳嗽还有可能导致呼吸道出血，甚至诱发自发性气胸等。因此，如果频繁的咳嗽影响生活，则为病理状态。痰是气管、支气管分泌物或肺泡内的渗出液，借助咳嗽将其排出称为咳痰。

一、发生机制

咳嗽是由于咳嗽中枢受到刺激引起的，表现为深吸气后，声门关闭，继而突然剧烈的呼气冲出狭窄的声门裂隙，产生咳嗽动作和发出声音。

咳痰是一种病态现象，正常的支气管只分泌少量黏液，以保持呼吸道黏膜湿润。当呼吸道发生炎症时，黏膜充血，水肿，黏液分泌增多，毛细血管壁的通透性增加，此时还有红细胞、白细胞、巨噬细胞、纤维蛋白等渗出物与黏液，吸入的尘埃和某些组织破坏物混合，形成痰液，并随咳嗽动作排出。发生呼吸道感染和肺寄生虫病时，痰液中可查到病原体。此外，发生肺瘀血或肺水肿时，肺泡和小支气管内有不同程度的浆液漏出，也会引起咳痰。

二、病因

引起咳嗽的原因非常多，对于婴幼儿来说，最常见的原因是呼吸道疾病，如各种气管、支气管肺部感染性疾病。此外，吸入高温、寒冷气体或者化学性刺激气体，也会引起咳嗽与咳痰。

三、临床表现

（一）咳嗽的性质

咳嗽无痰或痰量极少，称为干性咳嗽，主要见于急（慢）性喉炎、急性支气管炎的初期。咳嗽伴有咳痰，称为湿性咳嗽，常见于慢性支气管炎、肺炎、肺脓肿等。

（二）咳嗽的病程

呼吸道异物多引发突发性咳嗽；呼吸道或肺部急性感染引起的咳嗽病程通常在2周之内；长期慢性咳嗽多见于慢性支气管炎、慢性肺炎、肺脓肿以及百日咳等疾病。

（三）咳嗽的音色

咳嗽声音嘶哑多数是由过度用嗓或病毒感染导致声带的炎症引起的；咳嗽声音类似于犬吠声多是由于急性喉炎导致喉部水肿；咳嗽声音低微或无力，多见于声带麻痹及极度衰弱者。

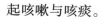 **知识拓展**

"犬吠样"咳嗽

急性感染性喉炎的典型症状就是犬吠样咳嗽，是喉部黏膜弥漫性炎症，以冬春季节多见，常见于1～3岁的小儿。由于小儿喉部比较狭小，当炎症发生时，水肿的喉部极易被阻塞，使得患儿发出典型的类似于犬吠样的"空空"声咳嗽。急性感染性喉炎的进展极快，病情严重时小儿脸色紫绀，鼻翼扇动，甚至危及生命。因此，当小儿发出"空空"声咳嗽时，应当引起高度重视，并及时送医院诊治。

（四）痰液

痰液可分为黏液性痰、浆液性痰、脓性痰、血性痰。

（1）黏液性痰：痰液黏稠，黄色透明或稍白，多见于急性支气管炎、支气管哮喘及大叶性肺炎的初期，也可见于慢性支气管炎、肺结核等。

（2）浆液性痰：痰液稀薄，主要见于肺水肿。

（3）脓性痰：痰液呈黄色或绿色，较为黏稠，含有较多的脓细胞和化脓性细菌，主要是由化脓性细菌感染引起的，常见于下呼吸道感染，如脓胸、肺脓肿。

（4）血性痰：痰中带血，主要是由于呼吸道黏膜受到侵害，损害毛细血管或血液渗入肺泡所至。

上述各种痰液均可能带血。

健康婴幼儿很少有痰，发生急性呼吸道炎症时痰液也较少，痰量增多常见于支气管扩张、肺脓肿等疾病。

五、防治与护理

（一）促进排痰

年龄较小的患儿往往不能有效咳痰，所以大人应进行指导，必要时应采取有效的咳嗽和叩击等办法促进患儿排痰。

👆 小贴士

咳痰的正确方式

有效咳痰能够促进气道内痰液的排出，有利于炎症的恢复。咳痰时，大人应帮助小儿取半坐位，屈膝，上身向前倾，双手抱住膝盖，两臂加紧，进行数次深而慢的呼吸。深吸气后屏气3～5秒，进行2～3次短促咳嗽，然后腹肌用力，双手抱紧膝盖，用力做爆破性咳嗽将痰液咳出。

此过程中大人可轻叩患儿背部，自下而上，由外向内，帮助患儿咳出痰液。

（二）观察病情

及时送往医院，如果患儿咳嗽持续时间较长或加重，特别是出现呼吸困难、口唇青紫时应及时就诊，避免延误治疗时机。

（三）一般护理

保证患儿休息时间，可适量进行户外运动，但也应避免过量运动，以免加重咳嗽。患儿在睡眠时，应鼓励其采用侧卧位，将患儿上半身垫高，这样既可以防止呼吸道分泌物返流到气管，引起咳嗽而影响睡眠，同时，对于呼吸困难者，这样也有利于肺通气。鼓励患儿多喝水，这样有利于稀释黏稠的痰液，从而有利于痰液排出。避免吃刺激性和

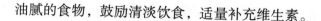

油腻的食物，鼓励清淡饮食，适量补充维生素。

第三节 消化系统症状

一、恶心与呕吐

恶心与呕吐都是临床常见症状。恶心为上腹部不适和紧迫欲吐的感觉，可伴有皮肤苍白、出汗、流涎、血压降低和心动过缓等，常为呕吐的前奏。一般恶心之后便会呕吐，但也有仅恶心而无呕吐，或者仅有呕吐而无恶心。呕吐是通过胃的强烈收缩，迫使胃和部分小肠内容物经食管、口腔排出体外的现象。恶心和呕吐都可由多种原因引起。严重的呕吐可使患儿长期处于窒息状态，同时，患儿也可因为呕吐物的误吸而造成呼吸系统感染。以下主要介绍呕吐的相关内容。

（一）病因

引起呕吐的原因很多，主要分为反射性呕吐、中枢性呕吐、前庭障碍性呕吐。

1. 反射性呕吐

（1）咽部受到刺激，如剧烈咳嗽、咽部炎症、异物刺激等。

（2）胃肠道疾病，如急（慢）性胃炎、消化性溃疡、幽门梗阻、各种类型的肠梗阻、急性阑尾炎、过敏性紫癜等。

（3）其他疾病，如肾输尿管结石、急性肾盂肾炎等。

2. 中枢性呕吐

（1）中枢神经刺激导致的呕吐，如脑炎、脑膜炎、脑出血、偏头痛、颅脑外伤、癫痫等。

（2）某些药物与毒物导致的呕吐，如某些抗生素、酒精、重金属、有机磷农药等。

（3）精神因素导致的呕吐，如癔症、神经性厌食、胃神经官能症等。

3. 前庭障碍性呕吐

凡呕吐伴有听力障碍、眩晕等症状者，需考虑前庭障碍性呕吐，如迷路炎、梅尼埃病、晕动病等。

（二）临床表现

1. 呕吐的时间

功能性消化不良患儿经常表现为晨起呕吐；鼻窦炎患儿因为起床后脓液经鼻后孔流

出刺激咽部，也会导致晨起呕吐；晚上或者夜间呕吐主要见于幽门梗阻。

2. 与进食的关系

进食过程中或餐后即刻呕吐，可能是幽门管溃疡或者精神性呕吐；餐后一小时以上呕吐称为延迟性呕吐，提示胃张力下降或者胃排空延迟；餐后较久或数餐后呕吐，呕吐物为隔夜宿食，常见于幽门梗阻；餐后近期呕吐，特别是集体发病者多为食物中毒。

3. 呕吐物的性状

呕吐物带发酵、腐败气味提示胃潴留；呕吐物带粪臭味提示梗阻的位置比较低，多为低位肠道梗阻；如果呕吐物为咖啡色，则可能是上消化道出血。

知识拓展

呕吐的危害

1. 电解质紊乱

呕吐时可以造成钾离子丢失，低钾血症可导致肌肉无力、代谢性碱中毒。

2. 脱水

呕吐时消化液会丢失，从而使身体表现为缺水、脱水的状态。

3. 消化道出血

剧烈的呕吐会损伤胃黏膜，造成黏膜充血、水肿，甚至撕裂出血。

4. 吸入性肺炎

当呕吐物返流不小心被吸入呼吸道时，可能会诱发吸入性肺炎。

5. 窒息

呕吐非常严重时，患儿会呈现出一种呼吸暂停的窒息状态，严重者会危及生命。

（三）防治与护理

1. 发作时的处理

患儿呕吐发作时最主要的危险是窒息，因此在呕吐发生时，应当立即处理。首先应当安抚患儿情绪，使其保持镇静，以免加重呕吐；同时立即松解患儿衣口，帮助其取侧卧位，迅速清除口、鼻腔呕吐物，严防呕吐物被吸入气管而引起窒息；呕吐后为患儿清洗口腔，及时更换被污染的衣物，尽力让患儿感到舒适。

2. 注意观察病情

观察患儿呕吐的情况，了解病情的变化，如呕吐的表现、呕吐次数、呕吐物性状，并做好记录，必要时留取呕吐物，并送往医院进行化验。

3. 一般护理

安抚患儿，避免其产生紧张情绪。患儿呕吐完之后，应当保证患儿营养与水分的摄入，以免体液不足。当患儿呕吐严重时，应当及时入院，根据医嘱给予液体疗法及止吐药，保证患儿营养供给，少量多食，严重呕吐的患儿需禁食。

4. 养成良好习惯

平时让婴幼儿养成良好的饮食习惯，按时进餐，不暴饮暴食，少吃油炸、辛辣等刺激性食物；饭前便后要洗手，养成良好的卫生习惯。

二、腹痛

腹痛是婴幼儿常见的症状，多由腹部脏器疾病引起，但腹腔外疾病及全身性疾病也可引起腹痛。腹痛的性质和程度，既受病变性质和病变严重程度影响，也受神经和心理因素影响。

（一）病因

临床上一般将腹痛按照其缓急、病程长短分为急性腹痛和慢性腹痛。

1. 急性腹痛

（1）腹腔器官急性炎症：如急性胃炎、急性肠炎、急性胰腺炎、急性出血性坏死性肠炎、急性阑尾炎等。

（2）空腔脏器阻塞或扩张：如肠梗阻、肠套叠、胆道结石、胆道蛔虫症、泌尿系统结石等。

（3）脏器扭转或破裂：如肠扭转、绞窄性肠梗阻、胃肠穿孔、肝脾破裂等。

（4）腹膜炎症：多由胃肠穿孔引起，少数为自发性腹膜炎。

（5）腹腔内血管阻塞：如缺血性肠病、腹主动脉瘤及门静脉血栓形成等。

（6）腹壁性疾病：如腹壁挫伤、脓肿及腹壁皮肤带状疱疹等。

2. 慢性腹痛

婴幼儿慢性腹痛并不多见，可能的原因是腹腔脏器慢性炎症、消化道功能障碍、慢性肠梗阻、肝炎、慢性中毒与代谢障碍等。

（二）临床表现

1. 腹痛的一般表现

只有年龄较大的患儿才有能力表述腹痛，低龄患儿只能从其表现理解其发生了腹痛，如哭闹、蜷曲双腿、烦躁不安、出汗、拒绝吃饭、精神萎靡等。

2. 诱发因素

婴幼儿腹痛发作前一般有不洁进食史或者暴饮暴食史。另外，婴幼儿腹部受暴力伤害引起剧痛且合并有休克时，应当注意肝脾破裂的可能性。

3. 腹痛的部位

一般腹痛部位多为病变所在的部位。如胃十二指肠和胰腺疾病疼痛多在中上腹部位，胆道蛔虫病、肝炎表现为右上腹痛，阑尾炎一般表现为右下腹疼痛，肠蛔虫症以及急性肠炎表现为脐部疼痛。功能性疾病，如肠道功能紊乱引起的腹痛，一般在脐周，且定位不准确。需要注意的是，急性阑尾炎的早期表现为上腹痛，然后转移至右下腹，但小儿急性阑尾炎疼痛部位很不典型，故很难早期诊断。

4. 疼痛的特点

低龄患儿的语言表达能力较差，很难了解到腹痛的特点，但对于语言表达能力较强的大孩子来说，了解其腹痛特点对于疾病的早期诊断具有很强的提示意义。腹痛可分为阵发性疼痛、持续性疼痛或者隐痛。阵发性疼痛多见于肠梗阻或者肠套叠；如果按压局部或热敷后患儿疼痛减轻，则可能为胃肠痉挛；持续性腹痛加剧多见于胃肠穿孔；持续性钝痛，多见于肝炎；持续性隐痛，多见于消化道溃疡。此外，如果患儿疼痛剧烈，面色苍白，大汗淋漓，则可能为胆道蛔虫病、泌尿道结石、阑尾炎或腹腔内器官破裂。

（三）防治与护理

1. 对症处理

对于功能性腹痛，如受凉引起的腹痛，可给予腹部热敷，疼痛剧烈的患儿可给予止痉药，如"654-2"等。需要注意的是，对于病因不明的腹痛，切记不可擅自处理，以免掩盖症状，延误治疗。

2. 密切关注病情

注意观察腹痛的性质、部位、程度、持续时间等，如病情加重，应及时送往医院治疗。同时，腹痛剧烈的患儿可因翻滚而坠床，故应加强看护，防止意外发生。

3. 一般护理

遵医嘱，允许进食的患儿应给予营养丰富、易消化的食物；让患儿注意休息，一般采取下肢屈曲仰卧位或者侧卧位，以减轻患儿腹痛症状。

三、腹泻

腹泻指排便次数增多，粪便性质稀薄，或者带有黏液、脓血、未消化的食物。腹泻是一些疾病常见的症状，在中国，腹泻是发病率仅次于呼吸系统感染的婴幼儿常见病。腹泻分为急性和慢性两种，超过 2 个月的腹泻为慢性腹泻。

（一）病因

1. 急性腹泻

（1）肠道疾病：婴幼儿最常见的原因，由于小儿消化系统发育尚不成熟，当食物摄入过多或者摄入一些刺激性食物时，容易造成消化功能紊乱，引起腹泻；感染也是腹泻的常见原因之一，一般由病毒、细菌、真菌、寄生虫感染引起。

知识拓展

消化道内的益生菌

并不是所有的细菌都是有害的，一些肠道内的正常菌群对于人体健康很重要。

1. 乳酸杆菌

乳酸杆菌能增强消化功能，调节肠道中水、电解质的平衡，保护肠道。

2. 双歧杆菌

该菌可抑制病原菌的生长，改善耐乳糖性，提高婴幼儿对乳制品的消化能力，防止便秘。

3. 非致病性大肠杆菌

该菌能抑制肠道内分解蛋白质的微生物的生长，促进合成维生素 B 和维生素 K。

4. 其他正常菌群

大肠内还有许多细菌含有特殊的酶，能帮助分解食物残渣，协助糖分和脂肪发酵，同时抑制致病菌的生长，保护消化道。

（2）急性中毒：婴幼儿易误食一些有毒有害物质，也是其腹泻的常见原因之一。

（3）全身感染性疾病：如败血症、伤寒、副伤寒等。

（4）其他原因：变态反应性肠病、过敏性紫癜、甲状腺危象等。

2. 慢性腹泻

对于婴幼儿来说，慢性腹泻主要见于消化系统的慢性感染，如肠结核、慢性细菌性痢疾等。同时，对于慢性肝胆疾病患儿，也会因消化酶减少而引起腹泻。

(二) 临床表现

1. 起病及病程

急性腹泻一般起病急，病程短，多是由于消化不良或者急性感染所致；慢性腹泻起病慢，病程长，多是由于慢性感染所致。

2. 腹泻次数和粪便性质

急性腹泻常有过量或者不洁饮食史，一般在进食后 24 小时内起病，每天排便数次甚至数十次，多呈糊状或者水样便，少数细菌感染会有脓血便；慢性腹泻表现为每天排便次数增多，一般为稀便或脓血便，主要见于结核、慢性痢疾等。

3. 腹泻与腹痛的关系

急性腹泻常伴有腹痛，尤其是感染性腹泻较为明显。小肠疾病的腹泻，疼痛常位于脐周，便后腹痛缓解不明显，结肠病变腹痛常位于下腹，便后腹痛可缓解。

(三) 防治与护理

参考第四章第二节的"细菌性痢疾"。

四、便秘

便秘是指大便次数减少，一般每周少于 3 次，常伴排便困难，粪便干结。

(一) 病因

便秘的原因可分为功能性便秘和器质性便秘，前者较为常见，主要是进食量少、食物缺乏纤维素或者摄入水分不足对结肠运动的刺激减少所致。此外，精神因素也会引发功能性便秘，婴幼儿主要是由情绪紧张引起的，一些孩子面对陌生的环境，会产生精神紧张的情绪，从而抑制便意，干扰了正常的排便习惯；还有些孩子因患器质性疾病，如肠梗阻、肠扭转等，造成排便减少。

(二) 临床表现

主要表现为排便不畅、粪便干硬、腹痛、腹胀、消化不良、食欲不振等，严重者排出的粪便坚硬如羊粪，排便时左腹部或下腹部痉挛性疼痛，有时腹部触诊可摸到包块，由于大便干硬造成排便困难，甚至疼痛，患儿更加不愿排便，如此恶性循环，会造成便秘加重。

（三）防治与护理

1. 对症处理

帮助患儿采取蹲式排便，因为蹲式比坐式更有利于增加腹压，促进排便；若排便困难，大人可用手按照结肠的走行，自患儿右下腹部—右上腹部—左上腹部—左下腹部依次进行按摩，以促进粪便排出。若以上措施无效，可采用通便剂如开塞露、甘油栓等软化粪便，刺激肠道蠕动，以达到通便的效果。

👆 **小贴士**

常见通便剂的使用方法

1. 开塞露通便

一般开塞露会装在塑料容器内，使用时将封口剪去，先挤出少量液体润滑开口，同时，嘱患儿左侧卧位于床上，让患儿放松肛门，而后将开塞露前端轻轻插入肛门，将液体挤入肛门，使其在肛门中保留5～10分钟，再让患儿排便。

2. 甘油栓及肥皂栓通便

甘油栓是用甘油和明胶制成的栓剂，使用时佩戴一次性手套，轻推甘油栓底部，将其轻轻插入患儿的肛门直肠内，然后用手掌抵住肛门处轻轻按摩片刻，使栓剂在其中保留5～10分钟后嘱患儿排便。肥皂栓是自制的简易通便栓，即将普通肥皂削成圆锥形，用法同甘油栓，但要注意肛门处有皮肤破溃的患儿不宜使用肥皂栓，以免引发剧烈疼痛。

2. 一般护理

合理膳食，让婴幼儿多吃富含纤维素的食物，如水果、蔬菜，多饮水，多吃杂粮；鼓励婴幼儿多运动，促进肠道蠕动，以防止便秘的发生；安抚婴幼儿，缓解其焦虑情绪，让其养成按时排便的习惯。

👆 **小贴士**

软化大便的食物

1. 黑芝麻糊

黑芝麻中含有大量的脂肪、蛋白质和维生素，能润滑肠道。但食用时也要预防发生

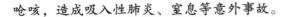

呛咳，造成吸入性肺炎、窒息等意外事故。

2. 酸奶

酸奶中含有乳酸菌，能促进肠道合成营养物质，利于排便。孩子一岁之后可以食用酸奶，但也要注意其是否存在较为严重的过敏体质或对奶制品不耐受。

3. 红薯

红薯中含有淀粉、膳食纤维、胡萝卜素，有很强的通便作用。食用红薯需要注意温度，过高容易烫伤，过低可能引发胃肠部不适。

4. 芹菜

芹菜是高纤维食品，可以加快粪便在肠内的运转和排泄。不仅是芹菜，大叶、粗纤维绿叶菜均有促进消化和排泄的作用，因此掌握好婴幼儿食物中的荤素比例搭配非常重要。

第四节　皮肤疾病症状

皮肤疾病症状主要表现为皮肤损害。所谓皮肤损害，简称皮疹或皮损，是指客观存在的可看到的或触摸到的皮肤黏膜及其附属器的改变。皮肤损害的表现形式多样，常见的有斑疹、丘疹、斑丘疹、疱疹、水疱、大疱、脓疱、瘀点、紫癜、瘀斑、风团、结节等。有些皮肤损害伴有临床症状，如瘙痒、疼痛、麻木等。通过分析皮肤损害的形态分布、皮肤损害出现和退去的时间以及相关症状，可以对相关疾病进行研判。

一、病因

对于婴幼儿来说，皮肤损害常见的原因有蚊虫叮咬；感染性疾病，如麻疹、风疹、婴幼儿急疹、水痘、手足口病、猩红热、流行性脑脊髓膜炎；过敏性疾病，如婴幼儿湿疹、过敏性紫癜、荨麻疹等；某些维生素的缺乏等。

二、临床表现

（一）斑疹

斑疹为皮肤黏膜的局限性颜色改变（见图 2 - 5），当直径 > 1cm 时，称为斑片。斑疹最常见的颜色是红色。对于婴幼儿来说，常见的疾病为婴幼儿急疹、猩红热等。

（二）丘疹和斑丘疹

丘疹为局限性、实质性的表浅隆起性皮损，当直径 ≤ 1cm 时，可以触摸到丘疹。婴幼儿常见的丘疹主要有色素痣、婴儿湿疹、维生素 A 缺乏症等。斑丘疹是在斑疹的底盘上出现的丘疹，主要见于猩红热、风疹以及药疹等。

（三）水疱与大疱

水疱是含有液体的腔隙性隆起（见图 2－6），婴幼儿常见于水痘。如果水疱直径超过 1cm 则称为大疱，主要见于烧伤、烫伤等。

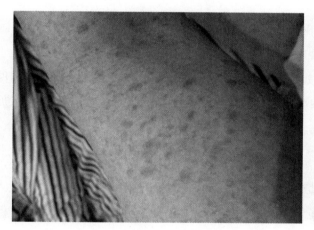

图 2－5　斑疹

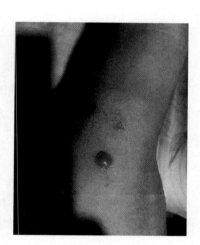

图 2－6　水疱

（四）脓疱

当细菌感染时，水疱液转变为脓性形成脓疱，脓疱周围组织发炎，形成一周红晕，脓疱破裂后，脓液干燥结痂可形成脓疱疮。

（五）瘀点、紫癜与瘀斑

皮肤黏膜出血表现为血液瘀积于皮肤或黏膜下，形成红色或暗红色的色斑，压之不褪色，根据出血面积的大小，可分为瘀点（直径 ≤ 2cm）、紫癜（直径 3 ~ 5cm）和瘀斑（直径 >5cm）。引起皮肤黏膜出血的原因很多，常见的有血小板减少性紫癜、过敏性紫癜、败血症、血友病、维生素 C 缺乏症等。

（六）风团

风团为真皮层水肿引起的暂时性、隆起性皮损（见图 2－7），颜色为苍白色或淡红

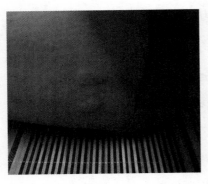

图2-7 风团

色，奇痒难忍，皮损大小不一，形态不规则。其特点是发生突然，消散迅速，一般在几小时到十几小时内消散，消散后不留任何痕迹，常见于各种原因引起的荨麻疹。

（七）结节

结节的病损部位较深，可由真皮或皮下组织的炎性浸润或组织增生引起，边界不清，形态不规则，常见于痤疮、脂肪瘤、神经纤维瘤等。

三、防治与护理

（一）对症处理

当婴幼儿出现皮疹时，要遵医嘱使用外用止痒剂或口服药物，不要用热水烫洗或者使用碱性肥皂，也不要过度搔抓，以免加重病情。同时应当时刻注意病情的变化，如果症状加重，应当及时送医院处理。

（二）一般护理

养成良好的饮食习惯，如果皮损是由过敏原因引起的，应当避免接触过敏原以及摄入过敏性食物，常见的过敏原及过敏性食物有花粉、螨虫、油漆以及一些蛋白性食物等；保持患儿衣物清洁，不要穿含有羊毛、橡胶以及化纤成分的衣物，选择宽松、透气以及吸水性好的衣物；及时清洁患儿衣物及被褥；婴幼儿居住的环境应保持干净整洁、温暖舒适；教导婴幼儿养成良好的个人卫生习惯，保持皮肤清洁干燥，为其选择合适的护肤用品。

第五节　神经系统症状

一、抽搐与惊厥

抽搐一般是指全身或者局部的肌肉群非自主地抽动或者强烈收缩，可以引起关节运动和身体强直。当肌群收缩表现为全身性、对称性、强直性和阵挛性时，称为惊厥。

（一）病因

引起小儿抽搐与惊厥的病因，主要分为以下几大类：

1. 脑部疾病感染

如脑炎，脑膜炎，脑脓肿；外伤；肿瘤；脑出血；脑缺氧；脑部寄生虫感染；先天性颅脑发育障碍，如结节性硬化。

2. 热性惊厥

小儿热性惊厥主要是由急性感染所致，如急性胃肠炎、中毒性痢疾、链球菌败血症、中耳炎等。

👆 **知识拓展**

热性惊厥的特点

热性惊厥是小儿常见的惊厥之一，绝大多数预后良好，其特点如下：

1. 发病年龄

6 个月～3 岁，也有相当部分患儿小于 6 个月或大于 3 岁，一般 6 岁之后患儿不再发病。

2. 发热温度

发病时腋下温度超过 38℃，部分超过 38.5℃。

3. 抽搐时间

抽搐时间从几秒到几十分钟不等，有先发热后惊厥或同时出现，抽搐症状多在发热的 24 小时内出现。

4. 抽搐特点

一般表现为全身性抽搐，并且伴有短暂意识丧失，表现为呼之不应。时间多在 10 分钟之内，1 次病程中一般只抽搐 1 次。抽搐症状消失后患儿很快清醒，无中枢神经系统器质性疾病、感染和外伤。

5. 医院检查

抽搐发作 2 周后脑电图正常。查脑脊液正常。影像学检查，如头颅 CT、MRI 没有明显异常。

6. 其他特点

患儿体格和智力发育正常。可有遗传史，患儿的亲属小时候很多有抽搐的发病史。

3. 其他原因

代谢障碍，如低血糖、低血钙、低血镁、维生素 B_6 缺乏、系统性红斑狼疮、脑血管炎、溺水、触电、窒息以及突然撤停抗癫痫药等。

（二）发病机制

抽搐与惊厥的发病机制可能与运动神经元的异常放电有关，与遗传、免疫、内分泌、微量元素及精神因素等有密切关系。根据引起肌肉异常收缩的信号来源不同，可将其发病机制分为两大类：大脑功能性障碍与非大脑功能性障碍，前者可见于癫痫发作，后者可见于低钙性抽搐、低血镁等。

（三）临床表现

根据发作形式不同，通常分为全身性发作和局限性发作。

1. 全身性发作

主要表现为全身骨骼肌痉挛，多伴有意识丧失。代表性的临床表现是癫痫大发作，表现为患者突然意识模糊或丧失，身体强直，呼吸暂停，继而四肢阵挛性抽搐，大小便失禁，发绀，多数持续一分钟左右，发作停止后意识恢复。

2. 局限性发作

以身体某一局部连续性肌肉收缩为主要表现，多见于口角抽搐、挤眉弄眼、手足搐搦等。

（四）防治与护理

1. 对症处理

（1）患儿发作时就地抢救，不要随意搬动患儿。迅速去枕使其仰卧，头偏向一侧，松解衣领和腰带，并及时清理呼吸道分泌物，将舌向外轻拉，保持呼吸道畅通。

（2）如果患儿患有癫痫等疾病，要遵医嘱监督患儿服用抗癫痫药物。

（3）保持周围环境安静，避免一切不必要的刺激。

（4）禁食水，防止患儿因为误吸而引起窒息或感染。

（5）在患儿牙齿间放置纱布以防舌咬伤，如果患儿牙关紧闭则不要强行掰开。

（6）发作时移开一切可能伤害患儿的硬物，勿强力按压或牵拉患儿肢体，以免对患儿身体造成损伤。

（7）密切观察患儿病情，及时送医。

（8）掌握患儿惊厥的急救措施。惊厥发作时，应就地抢救，同时立刻拨打120急救电话，发作缓解后迅速送往医院及时救治；教会家长观察病情，以便发现异常和及时就医。

（9）密切观察患儿生命体征、瞳孔及神志改变等，将自己观察到的症状及时报告医生。

2. 一般护理

及时向患儿家长了解患儿的健康情况，若患儿有热性惊厥病史，则患儿发热时应当及时降温；若患儿患有癫痫，则更要关注患儿的身心健康，向家长普及相关防治和护理知识，消除家长及患儿的紧张情绪，使其主动配合医生治疗。

二、意识障碍

意识障碍是指人对周围环境及自身状态的识别和觉察能力出现障碍。多由高级神经中枢功能（意识、感觉和运动）受损引起，可表现为嗜睡、意识模糊、昏睡和谵妄，严重的意识障碍可表现为昏迷。

（一）病因

各个系统的疾病均可引起婴幼儿意识障碍。

1. 热性惊厥

绝大多数婴幼儿在热性惊厥发作时会伴有意识障碍，对于6岁以下的小儿来说，热性惊厥是引发婴幼儿意识障碍的常见原因。

2. 重症感染

如败血症、肺炎、中毒型菌痢、伤寒、斑疹、伤寒、恙虫病等，可引起婴幼儿意识障碍。

3. 颅脑疾病

（1）血管疾病，如脑缺血、脑出血、蛛网膜下腔出血、脑栓塞、脑血栓形成、高血压脑病等。

（2）颅内占位性疾病，如脑肿瘤。

（3）颅脑损伤，如脑震荡、脑挫裂伤、外伤性颅内血肿、颅骨骨折等。

（4）癫痫。

（5）颅脑感染，如脑炎、脑膜炎等。

4. 内分泌代谢障碍

如甲状腺危象、甲状腺功能减退症、尿毒症、肝性脑病、肺性脑病、低血糖等。

5. 心血管疾病

如重度休克、心律失常引起阿斯伯格综合征等。

6. 水、电解质平衡紊乱

如低钠血症、碱中毒、酸中毒等。

7. 药物及毒物中毒

如安眠药、有机磷杀虫药、氰化物、一氧化碳、酒精和吗啡等中毒，还有毒蛇咬伤。

8. 物理伤害

如中暑、日射病、触电、高山缺氧等。

（二）临床表现

根据意识障碍的程度不同，一般有如下表现：

1. 嗜睡

嗜睡是最轻的意识障碍，是一种病理性倦睡，患儿陷入持续的睡眠状态，但可被唤醒，并能正确回答和作出各种反应，但当刺激去除后很快又会进入睡眠状态。

2. 意识模糊

意识模糊是意识水平轻度下降，较嗜睡为深的一种意识障碍。患儿能进行简单的精神活动，但对时间、地点、人物的定向能力发生障碍。

3. 昏睡

昏睡是接近于人事不省的意识状态。患儿处于熟睡状态，不易唤醒。虽在强烈刺激下可被唤醒，但很快又会进入睡眠状态。醒时答话含糊或答非所问。

4. 谵妄

谵妄是一种以兴奋性增高为主的高级神经中枢急性活动失调状态，临床上表现为意识模糊、定向能力丧失、感觉错乱（幻觉、错觉）、躁动不安、言语杂乱。谵妄可发生于急性感染的发热期间，也可见于某些药物中毒、代谢障碍、循环障碍或中枢神经疾患等。由于病因不同，有些患儿可以康复，但有些患儿则会发展为昏迷状态。

5. 昏迷

昏迷是严重的意识障碍，表现为意识持续中断或完全丧失。按其程度不同可分为以下三个阶段：

（1）轻度昏迷：意识大部分丧失，无自主活动，对声、光刺激无反应，对疼痛刺激尚可表现出痛苦的表情或肢体退缩等防御反应。角膜反射、瞳孔对光反射、眼球运动、吞咽反射等可存在。

（2）中度昏迷：对周围事物及各种刺激均无反应，对于剧烈刺激可出现防御反应。角膜反射和瞳孔对光反射减弱，眼球无转动。

（3）深度昏迷：全身肌肉松弛，对各种刺激全无反应。深、浅反射均消失。

（三）防治与护理

对于意识障碍患儿的护理要注意以下几点：

1. 经常给患儿翻身

意识障碍患儿四肢均无自主活动，在低垂的部位，如骶尾部、足后跟部容易产生褥疮，所以每 2 个小时就要翻身 1 次，以防这些部位受压发生局部缺血坏死。

2. 注意拍背排痰

意识障碍患儿没有自主咳嗽功能，如果有异物进入呼吸道则无法将其咳出，同时活动减少也会造成分泌物向肺内坠积，容易形成吸入性肺炎和坠积性肺炎，勤拍背能够很好地防止这种肺炎发生。

3. 气道护理

主要保持气道通畅，必要时给予雾化吸入。

4. 口腔护理

患儿昏迷可能会发生口腔感染或者有其他异味，早晚要做口腔护理各 1 次。

5. 泌尿道护理

患儿昏迷以后常常会发生小便失禁或者小便潴留，要做好导尿处理并定期对外阴进行清洁。

6. 积极预防

协助医生与家长帮助患儿积极预防及治疗原发病，做到疾病早发现、早治疗。

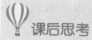

课后思考

1. 有人认为小孩儿发烧没什么"大惊小怪"的，吃点感冒药就能好，你怎么看？为什么？

2. 低龄患儿的语言表达能力一般比较弱，如果你是婴幼儿健康工作者，你如何诊断其发病原因？

3. 意识障碍的发病原因是什么？如何对意识障碍的患儿进行护理？

素养园地

为增强小朋友的医学保健常识，某托育机构保健室医生为孩子们开展了健康知识科普活动，具体内容如下：

1.眼睛的保健常识。孩子不能长时间地盯着某一个物体看，不能长时间地看手机和电脑。不要和别人共用洗脸的毛巾和脸盆。最好是用流动的水来冲洗眼睛。

2.鼻子的保健常识。应该让孩子保持均衡的饮食，不挑食，多吃一些新鲜的瓜果蔬菜，要十分关注孩子动态，避免让他们把比较小的异物塞进鼻子里，以及经常用手挖鼻子，这样会损伤鼻黏膜，造成感染。

3.喉咙的保健常识。让孩子多进行户外运动，去外面呼吸大自然的新鲜空气，这样有助于避免一些呼吸道感染类型疾病的出现。避免大声喊叫，这样既不礼貌，也可能引起喉炎。

4.洗手的常识。洗手要采用科学的方法，比如七步洗手法。

思考：

如果你是托育机构的保健医师，你打算如何向孩子们开展医学保健知识科普活动，培养孩子们树立科学的健康意识。请你制定一份婴幼儿保健科普活动的PPT并进行汇报。

同步练习

1.什么是发热？什么情况下会出现发热？

2.婴幼儿呼吸系统、消化系统、神经系统、运动系统最常见的临床表现是什么？它们有什么共同表现？

3.课后查资料，了解以下问题：婴幼儿与成人相同疾病有什么不同的临床表现？各种临床症状的护理方法是什么？什么情况下要对症处理？如何处理？

4.鸣鸣，2岁，男孩，3天前晚上睡觉没有盖好被子，因此着了凉，第2天早上开始出现流鼻涕、嗓子痛的症状，下午开始咳嗽、咳痰、发烧、全身无力，鸣鸣平常身体好，感冒很少吃药，父母以为这次也能扛过去，就没有去医院治疗。今天早上鸣鸣开始呕吐，并感觉头痛，父母见状赶紧带鸣鸣去医院治疗，医生诊断为：支气管肺炎、脑炎。

（1）鸣鸣出现了什么症状？这些症状提示哪些部位出现了疾病？

（2）通过鸣鸣的经历，你能得出什么教训？以后遇到患病婴幼儿该如何处理？

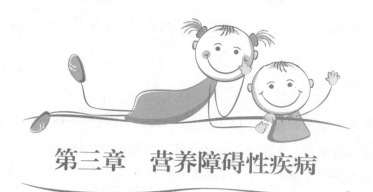

第三章　营养障碍性疾病

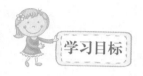

1. 掌握婴幼儿肥胖、缺铁性贫血、维生素 D 缺乏性佝偻病的表现、预防和护理。

2. 了解婴幼儿肥胖、缺铁性贫血、维生素 D 缺乏性佝偻病、锌缺乏症的病因和治疗要点。

3. 利用所学知识，能预防和在早期发现婴幼儿营养性疾病，给予正确护理，并对家长进行预防和护理指导。

充足的营养摄入是人类维持生命健康的必要因素，尤其是小儿时期，机体生长发育迅速，对能量的需求量大，所以充足的营养对儿童生长发育的意义更为重要。婴幼儿时期的营养供应失衡不仅会影响儿童体格生长以及器官发育，甚至可能引起其成年后的一些慢性疾病，如肥胖、高血压等。正确认识并预防婴幼儿营养障碍性疾病有助于为孩子一生的健康奠定基础。

第一节　维生素 D 缺乏性佝偻病

维生素 D 缺乏性佝偻病（见图 3-1）是由于儿童体内维生素 D 缺乏使钙、磷代谢异常，产生的一种以骨骼病变为特征的全身慢性营养性疾病，主要表现为生长中的长骨钙盐沉积障碍，造成骨组织变软。除了对骨骼的影响之外，它同时还影响神经、肌肉、造血、免疫等组织器官的功能，对婴幼儿的健康危害很大，是我

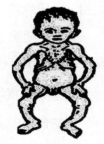

图 3-1　佝偻病患儿

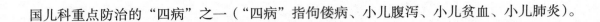

国儿科重点防治的"四病"之一（"四病"指佝偻病、小儿腹泻、小儿贫血、小儿肺炎）。

👆 **小案例**

　　芳芳是去年冬天出生的孩子，10个月大，初为人母的芳芳妈妈十分疼爱这个孩子，一直不敢把芳芳带出家门，生怕染上什么疾病。可是最近，芳芳出现了枕秃、烦躁、多汗、手脚无力的症状，芳芳妈妈急忙带她到医院检查，医生诊断芳芳得了"维生素D缺乏性佝偻病"。芳芳妈妈很困惑："我一直很用心地照顾孩子，为什么会得这种病呢？"

　　问题：

　　1. 你知道芳芳为什么会得这种病吗？

　　2. 你知道这种病应该如何防治吗？

　　本病多见于2岁以下的婴幼儿，北方地区发病率高于南方。近年来，随着儿童卫生保健工作的大力开展和人们生活水平的提高，其发病率已逐年降低，病情也趋于轻度。

一、病因

（一）围生期维生素D不足

　　母亲妊娠期，特别是妊娠后期维生素D营养不足，如母亲严重营养不良、肝肾疾病、慢性腹泻，以及早产双胎均可导致婴儿体内维生素D储存不足。

（二）日照不足

　　因为紫外线不能通过玻璃窗，所以婴幼儿如果长期过多地在室内活动，会使内源性维生素D生成不足。烟雾、尘埃可吸收部分紫外线，这也会影响婴幼儿内源性维生素D的形成。冬季出生的小儿由于日照时间短，紫外线较弱，或者户外活动时过度隔绝阳光，更容易患佝偻病。衣物覆盖及高指数防晒霜的使用，也会影响部分内源性维生素D的生成。

（三）生长速度快，生理需要增加

　　婴儿早期生长速度较快，需要的维生素D多，如果体内储存的维生素D不足，则容易发生佝偻病。重度营养不良婴儿生长迟缓，发生佝偻病者不多。

（四）天然食物中缺乏维生素D

　　天然食物中含维生素D少，仅仅食用普通食物无法为婴幼儿生长提供足够的维生素

D，即使纯母乳喂养，小儿若缺少户外日光照射时间，也容易患佝偻病。

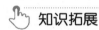 知识拓展

维生素 D 的作用和来源

维生素 D 的作用是提高机体对钙、磷的吸收；促进生长和骨骼钙化，以及牙齿健全；通过肠壁增加磷的吸收，并通过肾小管增加磷的再吸收；防止氨基酸通过肾脏损失。所以维生素 D 缺乏会导致体内钙磷比例失调，从而导致骨钙化不全。

维生素 D 的来源有两种，一是内源性途径，由太阳光中的紫外线照射皮肤，使皮肤中的 7 - 脱氢胆固醇转化为维生素 D，这是人体维生素 D 的主要来源；二是外源性途径，即从各种食物中获得，如肝脏、肾脏、全脂奶、黄油、蛋黄、多脂鱼、菌类植物（如香菇和木耳）等。

二、临床表现

本病在临床上可分为四个时期，各个时期的临床表现如下：

（一）初期

多见于 6 个月以内，特别是 3 个月以内的小婴儿。主要表现为非特异性神经兴奋性增高的症状，如易激惹、烦躁、多汗、睡眠不安、夜间啼哭。由于多汗刺激头皮而常摇头擦枕，故常伴有枕秃。

（二）活动期

初期患儿若未经适当治疗，可发展为活动期，出现特征性骨骼改变。

1. 头部

6 个月以内的婴儿可见颅骨软化，即用手指稍用力压迫枕骨或顶骨后部，可有压乒乓球样的感觉；7～8 个月的患儿可有方颅，即额骨和顶骨双侧骨样组织增生，对称性隆起，出现"方盒样"头型；有些患儿前囟闭合延迟；也有不少患儿出牙延迟。

2. 胸部

胸廓畸形多见于 1 岁左右的婴儿。肋骨与肋软骨交界处因骨样组织堆积而膨大呈钝圆形隆起，上下排列如串珠状，以第 7～10 肋骨最为明显，称佝偻病串珠；膈肌附着

处的肋骨软化，受膈肌牵拉而内陷形成横沟，称肋膈沟或郝氏沟；肋骨与胸骨相连处软化内陷，致胸骨柄前突，形成鸡胸；如胸骨剑突部向内陷，可形成漏斗胸。这些胸廓畸形均会影响患儿的呼吸功能。

3. 四肢

6个月以上的婴儿手腕、踝部可形成钝圆形环状隆起，称手镯、足镯；能站立或会行走的1岁左右的婴儿，由于骨质软化和肌肉关节松弛，双下肢因负重可出现下肢弯曲，形成膝内翻（"O"形腿，见图3-2）或膝外翻（"X"形腿）。

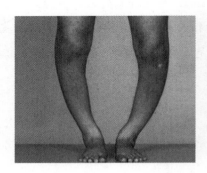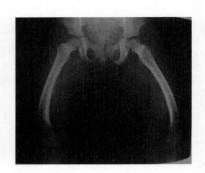

图3-2 "O"形腿

4. 脊柱

久坐的患儿会有"驼背"或者脊柱侧弯等症状。

（三）恢复期

以上时期出现的各种临床症状和体征经治疗及日光照射后，会逐渐减轻或消失，血生化各项指标逐渐恢复正常，骨骼X线改变有所改善，并出现不规则的钙化线，以后钙化带会逐渐致密增厚并恢复正常。

（四）后遗症期

多见于2岁以后的儿童。婴幼儿期患严重佝偻病者会留下不同程度的骨骼畸形。

三、治疗

治疗目的在于控制病情活动，防止骨骼畸形。治疗要点是增加婴幼儿户外活动时间和补充维生素D制剂。治疗应以口服维生素D药物为主，重症或伴有其他疾病及不能坚持口服药物的患儿，可肌肉注射，并适当补充钙剂。有严重骨骼畸形后遗症的患儿可进行手术矫正。

知识拓展

维生素 D 中毒

在治疗佝偻病的过程中，需要长期使用维生素 D，但如果维生素 D 使用过量会导致维生素 D 中毒，早期有厌食、恶心、倦怠、烦躁不安、低热顽固性便秘、体重下降等症状。重症可有惊厥、血压升高、心律不齐、烦渴、尿频、夜尿，甚至脱水。

当患儿出现以上临床表现时，应当立即停用维生素 D，并及时送往医院治疗。

四、护理和保健

（一）补充维生素 D

遵医嘱给予维生素 D 制剂，使用药物剂量较大时宜选择单纯维生素 D 制剂，注意密切观察患儿病情，预防维生素 D 中毒；给予富含维生素 D、钙、磷和蛋白质的食物。

（二）多带患儿户外晒太阳

夏季可在阴凉处活动，尽量多暴露皮肤；冬季也要保证充足的户外活动时间，每天一般需要 2 小时；在室内活动时，应当打开窗户，因为玻璃会阻挡紫外线。

（三）防治骨骼畸形和骨折

衣着柔软、宽松，避免过早过久坐、立、行，以防骨骼畸形；在对重症患儿进行护理操作时应避免重压和强力牵拉，以防骨折；骨骼畸形者应加强体格锻炼，如胸廓畸形可做俯卧位抬头展胸运动。

（四）积极预防并治疗原发病

积极预防并治疗胃肠道及肝胆疾病，以促进患儿机体对维生素 D 和钙、磷的吸收和利用。患病时避免滥用药物，以免影响体内正常代谢，以及胆酸对维生素 D 的正常吸收。尽量少带患儿到公共场所，避免呼吸道感染。

五、预防

（一）注意补充维生素 D 和钙剂

这是防治佝偻病最有效的方法。尤其是在北方，冬季时间较长，阳光照射不足，所以可根据情况在新生儿出生 15 天后就给予适量的维生素 D 和钙剂。

（二）保证充足的日光照射时间

佝偻病的病因是维生素 D 不足致使钙、磷代谢失常，晒太阳是获得维生素 D 最有效、最经济的方法。合理安排户外活动时间，让婴幼儿暴露更多的皮肤直接接受阳光照射，每天照射时间不少于 2 小时。具体情况可视季节而定，建议夏季在早晨、傍晚以后进行户外活动，以防中暑，冬季在中午前后进行户外活动。冬季如果在室内活动则要开窗，以让阳光直接照射到婴幼儿。

（三）合理喂养

让婴幼儿多吃富含维生素 D、钙、磷和蛋白质的食物，如动物肝脏、蛋类等。尽量少吃高糖、高蛋白和高热量食物，以免造成婴幼儿偏食、挑食，从而导致体内维生素 D 和其他微量元素缺乏。尤其是有些孩子偏爱巧克力、冰激凌、蛋糕等高糖、高热量食物，这种饮食习惯极容易截断维生素 D 的摄取源。

（四）做好宣传教育工作

在平时生活工作中加强宣教，协助做好佝偻病的防治工作。我国婴幼儿佝偻病的发生、发展与社会环境因素，如地理纬度、季节、气候、环境污染、居室条件、饮食卫生、生活习惯、经济、文化、卫生、教育水平等有密切关系。北方地区患病率明显高于南方，贫困地区明显高于发达城市，冬春季发病率明显高于夏秋季。从上述随空间、时间的不同患病率不一可见，婴幼儿佝偻病的发生与社会因素的影响密切相关，因此佝偻病防治是一项长期且艰巨的工作，需要投入大量的人力、物力，对于婴幼儿健康工作者来说，在平时的生活中要加强对此病的宣教，让更多人了解和认识此病。

🎈 课后思考

1. 为什么维生素 D 缺乏会导致佝偻病的发生？
2. 课下查资料，了解维生素 D 缺乏性佝偻病的详细发病机制。
3. 为什么本病好发生于秋冬季出生的婴幼儿呢？
4. 总结本病的预防方法，课后向本社区的孕产妇进行科普宣讲。

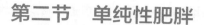

第二节　单纯性肥胖

　　随着生活水平的提高，"小胖墩"越来越多。肥胖是指一定程度的明显超重与脂肪层过厚，是体内脂肪积聚过多而导致的一种状态。当婴幼儿实际体重超过参照人群标准体重的 10% 时为超重，超过 20% 时为肥胖；其中超出标准体重的 20% ～ 30% 为轻度肥胖，超出 30% ～ 50% 为中度肥胖，超出 50% 为重度肥胖。根据病因，可将儿童肥胖症分为单纯性和病理性，其中病理性肥胖只占 5% 以下，绝大多数患者属于单纯性。病理性肥胖主要是由一些内分泌、遗传代谢性疾病或精神性疾病所致。另外，一些药物如糖皮质激素、胰岛素、抗抑郁药物等也会导致肥胖的发生。单纯性肥胖的发生通常很难找到明确的病因，一般认为是机体能量失衡，即能量摄入多于能量消耗致使脂肪在体内过量聚集。

小案例

　　斌斌，5 岁，男孩，平时非常喜欢吃甜食，体重已达到了 50 千克，昨天在幼儿园组织的体检中，斌斌被查出得了脂肪肝，斌斌的爸爸赶紧带孩子去医院，医生告诫斌斌要减肥。

　　问题：

　　1. 你知道单纯性肥胖的诊断标准吗？

　　2. 现在肥胖的孩子越来越多，对于控制婴幼儿肥胖，你有什么好的建议吗？

一、病因

（一）能量摄入过多

　　摄入过多脂肪、糖类以及精细加工、能量密度高的食物；儿童较强的食欲、吃饭速度过快、饮食不均衡（不吃早餐而午餐和晚餐进食过多）以及吃零食过量等异常饮食行为也会导致能量摄入增加。

（二）活动量减少

　　婴幼儿体育锻炼和体力活动减少，使得能量消耗较少，过多的能量在体内以脂肪形式积聚。电子设备的过度使用与婴幼儿肥胖的发生具有很强的相关性，如他们看电视、

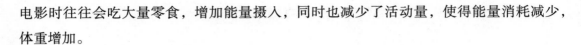

电影时往往会吃大量零食，增加能量摄入，同时也减少了活动量，使得能量消耗减少，体重增加。

（三）遗传因素

目前有研究认为，人类肥胖与 600 多个基因、标志物和染色体区域相关，所以家族性肥胖多与基因遗传有关。双亲均肥胖的后代发生肥胖的概率高达 70%～80%；双亲之一肥胖者，后代发生肥胖的概率为 40%～50%；双亲均不肥胖的后代发生肥胖的概率仅为 10%～14%。

（四）其他原因

饱食中枢和饥饿中枢调节失衡以致多食；精神创伤以及心理异常等因素也会导致儿童过量进食。

二、临床表现

单纯性肥胖可发生于任何年龄，对于婴幼儿来说，常见于婴儿期和学龄前期，而且男童多于女童。患儿一般食欲旺盛且喜吃甜食和高脂肪食物。明显肥胖的孩子常有疲劳感，用力时气短或腿痛。严重肥胖者由于脂肪过度堆积限制了胸廓和膈肌运动，导致肺通气量不足、呼吸浅快，对婴幼儿进行查体时可见患儿皮下脂肪丰满，但分布均匀，腹部膨隆下垂。严重肥胖者可因皮下脂肪过多，使胸腹、臀部及大腿皮肤出现皮纹；因体重过重，走路时两下肢负荷过重可致膝外翻和扁平足。肥胖的小儿由于性发育提前而导致身材较小，容易使患儿产生自卑感。

三、治疗

小儿单纯性肥胖的治疗原则是减少产热食物的摄入和增加对热能的消耗，使患儿体内脂肪逐渐减少，体重逐渐下降。

（一）控制饮食

控制饮食不是节食，食物的摄入要达到既不妨碍生长发育又能控制体重过快增长的目的。

（二）增加对热量的消耗

逐渐增加体力活动时间和活动量，以增加对热量的消耗。

（三）药物治疗

以上治疗无效者，可考虑运用药物治疗，抑制食欲的药物有苯丙胺类和马吲哚类等，增加热量消耗的药物有甲状腺激素等。但要注意的是，药物治疗不应作为首选，要慎用。

四、护理、保健和预防

本病护理和保健的关键在于防患于未然。

（一）合理膳食，科学减肥

减肥不是一蹴而就的事情，要循序渐进，既要达到减肥的目的，又要确保正常生长发育的需要，所以不能一味地追求体重下降。开始只需限制体重增长过快，继而使其下降，当体重下降到一定数值时，就不需要严格限制饮食了。饮食应以低脂肪、低碳水化合物和高蛋白为主，多食蔬菜、水果，严格限制零食的摄入；保证供给充足的维生素、矿物质。可请营养师或专业医生根据不同的年龄阶段及运动量为患儿制定平衡膳食的营养食谱，婴幼儿家长应指导和监督婴幼儿按营养食谱进食，并及时将信息反馈给他们，以便对食谱进行适当调整。

👆 知识拓展

婴幼儿肥胖为何要早干预

婴幼儿时期的肥胖对孩子将来的健康成长有很大影响。孩子的脂肪细胞会随着长大不断增多，5～6岁时会慢慢停止。不同于成人肥胖是由于脂肪细胞增大引起的，婴幼儿时期的肥胖主要是由于脂肪细胞增多导致的。因此在较小年纪时避免肥胖有助于确立终生合理的脂肪细胞数量。如果这个时期的脂肪细胞数量越多，对孩子日后体型的影响就会越大，也容易养成易胖体质，日后减肥也会更加困难。因此，我们应关注婴幼儿体重变化，做到早发现、早干预。

（二）增加运动量

增加婴幼儿户外活动时间，增加运动量，多带婴幼儿参加集体活动，培养集体意识，让孩子找到运动的乐趣。

（三）家庭、社区、学校共同参与

在婴幼儿肥胖治疗过程中，家庭成员的参与、学校和社区的宣传教育也非常重要，大家应该共同努力，改变孩子的不良生活和饮食习惯，为婴幼儿肥胖的治疗创造一个良好的环境。

此外，要及时监测婴幼儿体重变化，关注婴幼儿营养状况，以便进行早期干预。

 课后思考

1. 为什么现在婴幼儿单纯性肥胖的患病率越来越高？

2. 婴幼儿单纯性肥胖对身体有什么危害？

3. 你有什么好办法让孩子们"少吃多动"呢？

第三节　营养性贫血

一、缺铁性贫血

缺铁性贫血主要发生于 6 个月至 3 岁的婴幼儿。本病是由体内铁缺乏导致血红蛋白合成减少造成的，严重危害儿童健康，是我国重点防治的儿童常见病。血红蛋白是红细胞内运输氧的特殊蛋白质，是使血液呈红色的蛋白，由珠蛋白和血红素组成，而血红素是由卟啉和铁合成的，因此，铁缺乏会导致血红蛋白合成减少，并产生相应的临床症状。

👆 小案例

小孟今年 2 岁，由于经常消化不良导致腹泻，小孟的妈妈只让小孟吃一些容易消化的食物，比如小麦粥等，很少给小孟吃肉类食物。最近，小孟的面色变得苍白，指甲上翻，小孟的妈妈带她去了医院，医生诊断为"缺铁性贫血"，需要进行补铁治疗。

问题：你了解这个病吗？应该怎样预防呢？

（一）病因

1. 先天储铁不足

小儿出生前 3 个月从母体获得的铁最多，故早产、多胎、胎儿失血和母亲严重缺铁等均可使胎儿储铁减少。

2. 铁摄入量不足

此为缺铁性贫血的主要原因，人乳、牛乳、谷物中含铁量均低，如不及时添加含铁较多的辅食，则容易发生缺铁性贫血。

3. 生长发育因素

婴儿期生长发育较快，随着体重增加，血容量也增加较快，如不及时添加含铁丰富的辅食，则易致缺铁性贫血。

4. 铁的吸收障碍

食物搭配不合理可影响铁的吸收。肠道慢性疾病也会使营养丢失过多，减少对铁的吸收。

5. 铁丢失过多

婴幼儿每天铁的排泄量比成人要多。此外，每 1mL 血约含 0.5mg 铁，长期慢性失血，如肠息肉、膈疝、钩虫病等可致缺铁性贫血。一些小儿由于对没有经过加热的鲜牛奶过敏导致肠道出血，长此以往也会引起缺铁性贫血。

（二）临床表现

缺铁性贫血的临床表现很多，主要分为以下几种类型：

1. 一般表现

患儿面色苍白，以唇、口腔黏膜、甲床以及眼结膜比较明显，活动后容易疲劳，故患儿不愿意活动。有表达能力的患儿可诉头晕、眼前发黑、耳鸣等。

2. 髓外造血表现

此表现一般由医生进行体格检查才能发现。由于血红蛋白减少，肝、脾启动造血功能，触诊，肝、脾轻度肿大。患儿年龄越小，病程越久，贫血越重，肝、脾肿大越明显。

3. 非造血系统症状

铁不仅是血红蛋白的必要成分，也是很多酶的组分，当它们缺乏时，也会引起身体异常。

（1）消化系统症状：主要表现为食欲减退，少数患儿还有异食癖，比如吃泥土、啃煤渣等；可有呕吐、腹泻；可出现口腔炎、舌炎或舌乳头萎缩；重者可出现萎缩性胃炎或吸收不良综合征。

（2）神经系统症状：患儿表现为烦躁不安或萎靡不振、精神不集中、记忆力减退，慢性缺铁性贫血患儿智力多低于同龄儿。

（3）循环系统症状：贫血严重时心率会增快，严重者超声检查心脏扩大，甚至发生心力衰竭。

（4）其他：贫血可导致细胞免疫功能降低，且常合并有感染。可因上皮组织异常出现勺状甲。

👆 **知识拓展**

贫血的分度

在医院里，贫血的分度是依据血红蛋白的含量来划分的：

轻度贫血：血红蛋白为 90 ～ 110g/L（6 岁以下），血红蛋白为 90 ～ 120g/L（6 岁以上）。

中度贫血：血红蛋白为 60 ～ 90g/L。

重度贫血：血红蛋白为 30 ～ 60g/L。

极重度贫血：血红蛋白为 30g/L 以下。

（三）治疗

缺铁性贫血的治疗以补铁治疗和病因治疗为主，此外还有输血治疗等方式。

1. 补铁治疗

严重的缺铁性贫血患者需要进行补铁治疗。铁剂的种类很多，口服铁剂是最经济、最方便和最有效的方法。最好在两餐之间服药，既可减少对胃黏膜的刺激，又有利于吸收。应避免与大量牛奶同时服用，因为牛奶含磷较高，会影响铁的吸收。茶和咖啡与铁剂同时服用，也会影响铁的吸收。要注意的是，维生素 C 可使三价铁还原成二价铁，使其易于溶解。故在服用铁剂的同时，最好同时服用维生素 C。对于不能耐受口服铁剂或者有严重腹泻的患儿，可考虑注射铁剂。

2. 病因治疗

婴幼儿缺铁性贫血多数是由于饮食不当引起的，故必须改善饮食，合理喂养。婴幼儿必须纠正偏食等不良饮食习惯，多吃富含铁和维生素 C 的食物。有些轻症患者仅仅通过改变饮食就可治愈，对于患基础疾病或者器质性病变的患儿，在补铁的同时还应当给

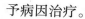

予病因治疗。

3. 输血治疗

一般患儿无须输血，对于重度贫血合并感染或者需要外科手术治疗者，则需要进行输血治疗。

（四）护理和保健

1. 对症护理

谨遵医嘱，每日监督患儿补充铁剂，并保证患儿拥有充足的睡眠。对于轻、中度贫血患儿来说，不必严格限制每日活动量，但应避免剧烈运动，活动间歇应让患儿充分休息；重症贫血患儿应根据其活动耐力下降情况，安排活动计划，既要保证身体锻炼的需要，又不能使患儿过度劳累；对活动后有明显心悸、气短等表现者，应严格限制活动量，必要时卧床休息，有条件的则进行吸氧治疗。

2. 严密观察补铁治疗效果

补充铁剂是一个漫长的过程，需要我们耐心地指导患儿。在这个过程中，我们应该密切关注患儿症状的变化，及时将观察结果反馈给家长和医生，指导患儿家长及时去医院复查。

此外，口服铁剂会有许多副作用，如恶心、呕吐、腹泻、便秘、胃肠道不适等，严重者甚至会发生过敏性休克，因此我们需要密切关注患儿病情的变化，如有异常情况，应及时送医院诊治。

3. 一般护理

（1）合理安排饮食。在营养师或者医生的指导下，制定合理的食谱，提供患儿喜爱的含铁丰富且易于吸收的食物，如肉类、血制品、肝脏等，要注意补充维生素C、果糖、氨基酸等以促进铁的吸收。要注意茶、咖啡、牛奶、植物纤维等会抑制铁的吸收，因此在治疗期间最好不要摄入这些食物。

（2）注意患儿的心理健康。缺铁性贫血患儿由于注意力不集中，往往会导致学习能力下降，极易产生自卑心理，因此不能责骂、歧视他们，要辅以心理疏导。此外，对有异食癖的患儿，不能粗暴地加以干预，而要用温和的方式对他们进行教育和指导。

（五）预防

1. 科学饮食与喂养

本病主要是由于食物摄入不合理引起的，因此，首先要做好婴幼儿饮食的指导。对于小婴儿来说，母乳中铁含量不够，但吸收较好，如果婴儿不能用母乳喂养时，应该选用强化铁配方奶喂养，并让家长及时在辅食中添加铁，足月儿一般从 4～6 个月开始添加强化铁辅食；对于年长儿来说，应当帮助其养成良好的饮食习惯，不偏食、不挑食，饮食种类要丰富。需要注意的是，我国传统饮食以谷类、淀粉类为主，这类食物中铁的含量和吸收都不如动物性食物，因此要及时添加铁含量丰富的食物，比如肉类、肝脏、血制品以及富含维生素 C 的水果和蔬菜等。

2. 加强宣传教育

向家长讲解本病的相关知识以及护理要点；对于哺乳期女性，要提倡母乳喂养，及时添加含铁辅食，合理搭配饮食；对于患儿来说，要监督其合理正确使用药物，疾病痊愈后，也要保持良好的饮食习惯，定期体检，做到疾病的早发现、早诊断、早治疗。

课后思考

1. 为什么缺铁会导致贫血呢？

2. 你知道什么食物含铁量丰富？为预防缺铁性贫血，你有什么方法鼓励婴幼儿多吃这些食物？

二、巨幼红细胞性贫血

巨幼红细胞性贫血是由于身体内缺乏维生素 B_{12} 或叶酸所引起的一种贫血，主要表现为贫血以及精神、神经症状。使用维生素 B_{12} 或者叶酸治疗这种疾病效果良好，维生素 B_{12} 与叶酸参与 DNA 的合成，当其缺乏时，DNA 合成量减少，红细胞生成速度减慢，从而造成贫血。

小案例

豆豆是西部山区的孩子，由于母亲乳汁少，家里又没钱买配方奶粉，豆豆出生后的这几个月一直在喝羊奶。这两天，豆豆的父母发现豆豆总是很烦躁，而且脸色苍白，头发枯黄，舌头跟草莓一样红，豆豆妈妈赶紧带豆豆去县城医院，抽血检查后医生诊断为"巨幼红细胞性贫血"，需要给豆豆补充维生素 B_{12}。

问题：

1. 除了维生素 B_{12}，你知道还有什么物质缺乏会导致巨幼红细胞性贫血吗？

2.怎样才能预防此病的发生呢?

（一）病因

本病是由于缺乏维生素 B_{12} 或者叶酸引起的，如图 3 - 3 所示。

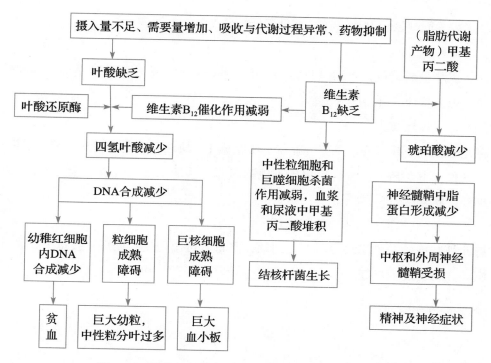

图 3 - 3 巨幼红细胞性贫血及相应并发症的发病机制

1.摄入量不足

单纯母乳喂养的婴儿、未及时添加辅食的婴儿、人工喂养不当的婴幼儿、严重偏食的婴幼儿，饮食中缺乏肉类、动物肝肾以及蔬菜的婴幼儿，都可能会导致维生素 B_{12} 以及叶酸缺乏。需要指出的是，羊乳的叶酸含量很低，单纯羊乳喂养的婴幼儿可导致巨幼红细胞性贫血。

2.需要量增加

婴幼儿生长发育比较快，对于维生素 B_{12} 以及叶酸的需要量也很多，因此更容易罹患巨幼红细胞性贫血。

3.吸收与代谢过程异常

食物中的维生素 B_{12} 与胃壁细胞分泌的糖蛋白结合成为复合物，才能在回肠末端吸收，从而进入血液循环。进入血液后，维生素 B_{12} 需要与转钴胺素蛋白结合，运送到肝脏进行储存，在这个过程中，任何环节出异常，均可导致维生素 B_{12} 缺乏。

4. 药物抑制

长期服用某些药物，比如某些抗癫痫药物以及广谱抗生素，可导致叶酸缺乏。

（二）临床表现

临床表现同缺铁性贫血一样，多见于低龄幼儿。

1. 贫血表现

患儿皮肤呈蜡黄色，睑结膜、唇部、甲床苍白，少数病例有轻度黄疸。同缺铁性贫血一样，患儿常伴有肝、脾肿大。

2. 精神及神经症状

患儿可出现烦躁不安、易怒等症状。维生素 B_{12} 缺乏者表现为目光呆滞、反应迟钝，智力、动作发育落后，严重者可出现不规则震颤、手足无意识运动、感觉异常、共济失调等神经症状。

3. 其他表现

患儿外观虚胖、颜面水肿、毛发细软，严重者可出现皮肤瘀斑；食欲差、常伴有恶心、呕吐、口炎及舌炎等。

（三）护理和保健

1. 对症护理

参考"缺铁性贫血"。

2. 严密观察治理效果

使用维生素 B_{12} 或叶酸 2～4 天后，患儿精神症状好转，食欲增加，及时将患儿的病情变化告知家长与医生，同时督促患儿家长及时到医院复查。

3. 一般护理

对婴幼儿及时添加富含维生素 B_{12} 的食物，注意饮食均衡，合理搭配。对年长儿要防止偏食、挑食，养成良好的饮食习惯；遵医嘱补充维生素 B_{12} 和叶酸。恢复期注意补铁，防止红细胞生成增加时缺铁；注意评估患儿体格、运动、智力发育情况，耐心对患儿进行康复训练，促进患儿康复。

（四）预防

孕期和哺乳期女性及婴幼儿及时补充叶酸与维生素 B_{12}，可有效预防巨幼细胞性贫血。

课后思考

1. 巨幼红细胞性贫血与缺铁性贫血有什么相同表现？两者如何鉴别？

2. 如何预防巨幼红细胞性贫血？

📖 素养园地

2021 年 9 月 1 日，某市托育机构在园婴幼儿陆续返园。为了加强膳食管理，保障用餐安全卫生、营养健康，该市教育局正式发布《××市婴幼儿膳食管理办法（试行）》（简称"管理办法"），对本市托育机构餐饮经营与管理、伙食费保障与使用、膳食营养与配餐、厨房管理、风险防范与处置均进行了明确规定。各托育机构依据该管理办法制定和修订了本园的膳食管理规定，以确保入园婴幼儿的饮食安全。

思考：

如果你是托育机构工作人员，该市出台的管理办法对你在制订婴幼儿营养膳食方案方面有何启示？你将如何开展工作？

 同步练习

1. 通过教材和课外资料，总结各种营养物质缺乏或摄入过多时婴幼儿各有什么临床表现。

2. 随着现代化进程的加快，疾病谱也在变化，一些营养障碍性疾病变得越来越少，而另一些营养障碍性疾病正在增加，你能举出例子吗？

3. 为预防营养障碍性疾病的发生，请查阅资料，为婴幼儿制定一份科学的食谱。

4. 方方，3 岁，女孩，最近总说自己腿疼、胳膊疼，家长带她去医院做了检查，X 片显示方方双腿呈"O"形，可见肋骨有串珠样改变。诊断为"维生素 D 缺乏性佝偻病"。

（1）你觉得方方的病处在第几期？

（2）如何治疗和预防本病？

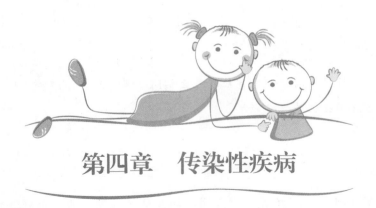

第四章　传染性疾病

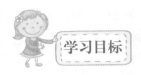
学习目标

1. 掌握传染病的概念、特点、发生机制、预防措施和常用的预防和控制传染病的技术。

2. 掌握婴幼儿手足口病、麻疹、水痘、流行性腮腺炎、细菌性痢疾等的预防和护理。

3. 熟悉婴幼儿流行性乙型脑炎、百日咳、流行性脑脊髓膜炎、蛔虫病、蛲虫病的表现、预防和护理。

4. 利用所学知识，能预防并在早期发现婴幼儿传染性疾病，给予正确护理，并能对家长进行预防和护理指导。

传染性疾病（简称"传染病"）是一种能够在人与人之间或人与动物之间相互传播并广泛流行的疾病。通常这种疾病可借由直接接触已感染的个体、感染者的体液及排泄物、感染者所污染到的物体，通过空气、水源、食物、土壤、体液、粪口等进行传播。随着我国卫生及医疗条件的改善、群众卫生知识的普遍提高、计划免疫的普遍实施，以及抗生素的广泛应用，传染病的发病率和死亡率都已显著降低，有的传染病如天花甚至已被消灭。然而对于婴幼儿来说，许多传染病如水痘、麻疹等仍然比较常见，因此对传染病的防治不能放松。

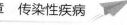

第一节　病毒性传染病

一、麻疹

麻疹是由麻疹病毒引起的传染性极强的严重疾病，一年四季均可发病。在疫苗问世之前，此病每年至少造成全球上百万人死亡。目前尽管已有安全有效的疫苗，但麻疹仍是造成全球儿童死亡的主要原因之一，在医疗卫生条件较差的国家和地区尤其如此。该病临床上以发热、上呼吸道炎、结膜炎、口腔麻疹黏膜斑（柯氏斑）、全身斑丘疹及疹退后皮肤遗留有棕褐色色素沉着伴糠麸样脱屑为特征。患者病后大多可获得终身免疫。此病的死亡原因主要是出现肺炎、脑炎等严重并发症。

小案例

美国多年前就宣布全国麻疹疫情已经被消灭，但在 2019 年，麻疹病毒卷土重来，一名未接种疫苗且感染麻疹病毒的儿童由以色列返回美国，导致输入性传播。截至 2019 年 9 月，纽约州麻疹大爆发，确诊 649 人，病例数占当时全美麻疹病例的 75%。由于形势严峻，世界卫生组织甚至表示若病例持续增加，将会取消美国自 2000 年来"已消灭麻疹"的疫情状态。

问题：

1. 美国麻疹卷土重来的原因是什么？

2. 麻疹有什么临床表现呢？

（一）病因及传播途径

麻疹病毒是此病的病原体，麻疹患者是此病唯一的传染源。在感染早期，病毒在患者呼吸道大量繁殖，含有病毒的分泌物，经患者咳嗽、喷嚏排出体外，并悬浮于空中，通过空气进行传播。

（二）临床表现

麻疹在临床上可分为四个时期，各个时期的临床表现如下：

1. 潜伏期

此期持续 1～2 周，潜伏期的主要临床表现是低热或者全身不适。

2. 前驱期

此期通常持续 3 ～ 4 天，主要表现为发热，多为 38℃以上；在发热的同时会有咳嗽、打喷嚏、流鼻涕、咽部充血、结膜充血、流泪等眼鼻卡他症状；在皮疹出现前的 1 ～ 2 天会出现麻疹黏膜斑，这是麻疹早期的特异性体征，通常开始见于上下磨牙相对应的脸颊黏膜上，表现为沙粒大小的灰色小点，周围可有红晕。

3. 出疹期

多在发热 3 ～ 4 天后出现皮疹，此时全身症状加重，体温可突然高达 40℃，咳嗽加剧，伴嗜睡或烦躁不安，重者有谵妄、抽搐。皮疹先出现于耳后、发际，渐及额、面、颈部，自上而下蔓延至躯干、四肢，最后达手掌与足底。如图 4 - 1 所示。

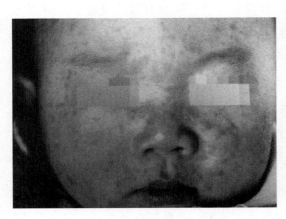

图 4 - 1 麻疹患儿面部

4. 恢复期

若无其他系统并发症发生，出疹 3 ～ 4 天后发热开始减退，食欲、精神等全身症状逐渐好转，皮疹按出疹的先后顺序开始消退。疹退后皮肤遗留有棕褐色色素沉着伴糠麸样脱屑，一般 1 ～ 2 周后消退。

👆 小贴士

麻疹临床表现记忆口诀：烧三天（发热）、出三天（出皮疹）、退三天（退热）。

（三）治疗

麻疹没有特异性的治疗方法，主要为对症治疗与一般治疗，并预防并发症。一般没有并发症的患儿大多在 2 ～ 3 周痊愈。

1. 对症治疗

发热 38.5℃以上时可酌情使用退热剂，但也不要退热过急，尤其是在出疹期。患儿出现剧烈咳嗽时可应用镇咳剂与雾化吸入。

2. 一般治疗

注意休息，保持室内温度适宜、空气流通，避免强光刺激，多饮水，注意补充维生素A，给予营养丰富且易消化的食物，保持口腔卫生，预防感染。

3. 并发症治疗

及时发现并发症并给予治疗，如有细菌感染应及时给予抗生素。

（四）护理和保健

1. 做好患儿的隔离

发现患儿患有麻疹，应立即对患儿进行隔离。患儿居住过的场所要立即开窗通风，最好用紫外线灯进行消杀。患儿最好居家隔离，如无必要，不要出门。居家隔离期间家长应做到以下几点：

（1）创造良好的休息环境，让患儿尽量卧床休息，室内保持安静，空气清新，阳光充足，温度适宜，注意每日开窗通风。

（2）要注意患儿的口眼鼻卫生，若分泌物较多，将上下眼皮粘在一起，可以用温开水清洗，鼻腔若干燥、结痂，可以用棉签蘸温开水清洗，以湿润鼻腔，平时多漱口，避免口腔感染。为患儿提供充足的营养，发病期间给予清淡、易消化的流质饮食，多补充维生素A、维生素B_2。

（3）居家隔离期间注意观察患儿病情，如发现其他系统疾病，如肺炎、心肌炎等，应及时送往医院就诊。

（4）及时监测患儿的体温，高热患儿可进行物理降温，但切记不要降温过快，以免体温下降影响出疹，从而导致病情加重。

（5）患儿的被褥应当保持清洁干燥，衣服厚度适宜，以利于散热，不要捂汗，以免影响出疹而使病情加重。

2. 做好自我防护

护理患儿时要注意戴好口罩，必要时穿好隔离衣，护理完成后要注意洗手，更换衣物或者室外晒太阳后再接触健康的孩子，以免造成交叉感染。

（五）预防

1. 按计划进行预防接种

我国儿童免疫规划程序规定出生后8个月为麻疹疫苗的初种年龄，18～24月龄儿童要完成第2剂次接种。此外，根据麻疹流行病学情况，在一定范围、短时间内要对高发人群开展强化免疫接钟。

小贴士

疫苗接种的注意事项

1. 疫苗接种时间

父母应按照免疫规划程序按时带婴幼儿接种疫苗，以获得最佳的免疫保护效果。要根据各种疫苗免疫规划程序和基础免疫所获得的特异性抗体情况进行接种，有的疫苗仅需接种 1 剂，如卡介苗。

有些疫苗产生的效力在体内只能维持一段时间，待身体内抗体浓度降低时，应再次接种，刺激机体产生抗体，使抗体维持在足以抵抗病原体的水平，如乙肝疫苗、百白破三联疫苗和脊髓灰质炎疫苗等，至少需要完成 3 剂接种才能让小儿身体产生足够的免疫力。

2. 接种方法

常用的疫苗接种方法包括皮上划痕、肌内及皮下注射、口服与气雾等。

3. 错过接种时间怎么办

如果婴幼儿由于发热或过敏等原因错过了强化免疫集中接种的时间，应当在症状消除、恢复健康后尽快去当地预防接种门诊或指定地点补种，但对疫苗本身过敏者则不能接种。

---

2. 注意口腔检查

在麻疹流行季节，家长等对有感冒症状的婴幼儿应经常查看口腔，以尽早发现麻疹黏膜斑，做到早发现、早隔离、早治疗。

3. 隔离传染源

为防止疾病在托幼机构传播，患麻疹的婴幼儿应在家中做好隔离，返回托幼机构时应当确保已无传染性。虽然患儿在出疹后 3～5 天体温恢复正常，全身情况改善，皮疹消退，但此时仍有传染性，所以仍然要注意隔离。患儿应实施呼吸道隔离至出疹后 5 天止，病情较重有并发症者隔离时间应延长至出疹后 10 天。

4. 切断传播途径

托幼机构的房间和家中居室应注意通风，进行空气消毒，患儿的衣被和玩具要在阳光下暴晒 4～6 小时。

5. 保护易感婴幼儿

疾病流行期间不带婴幼儿去公共场所或探亲访友。

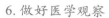

6. 做好医学观察

与患儿接触过的婴幼儿即使没有疾病表现，也应隔离观察 21 天，也可立即给予免疫球蛋白注射，获得被动免疫力，以预防发病。

7. 体育锻炼

加强体育锻炼，不断提高婴幼儿的免疫力。

课后思考

1. 麻疹的皮疹有何特点？发疹前后各有什么临床症状？

2. 遇到疑似患麻疹的婴幼儿应当如何处理？如何做才不会引起患儿周围其他小朋友的恐慌？

3. 如何预防和减少此病在托幼机构爆发的概率？

二、水痘

水痘是由水痘 - 带状疱疹病毒引起的具有高度传染性的儿童期出疹性疾病，此病在全世界范围内都有传播。其临床特点为皮肤黏膜相继出现和同时存在斑疹、丘疹、疱疹和结痂等各类皮疹。水痘为原发感染，感染后可获得持久免疫力，冬季和春季多发。

 小案例

金金，2 岁，男孩，前天晚上"感冒"了，感觉全身无力，爸爸给他量了体温，38℃，然后带他去卫生室打了退烧针，并且口服"感冒灵颗粒"，但效果一直不好。今天早上起床后金金额头上起了很多小皮疹，红色，下午额头上的皮疹开始长水疱，并且上身、腿上也开始出现相同的皮疹，妈妈意识到金金可能得了水痘，赶紧带金金去传染病医院治疗，并且对家里进行了消毒。

问题：

1. 妈妈为什么怀疑金金得了水痘？

2. 如果你是托幼机构的工作人员，遇到这种情况你会做些什么？

（一）病因及传播途径

本病的病原体是水痘－带状疱疹病毒，水痘患儿是唯一的传染源，病毒存在于患儿的上呼吸道分泌物和疱疹液内。本病主要通过飞沫传播，接触患儿的疱疹液和被疱疹液污染的衣物、用具也可传染，从发病日一直到皮疹全部干燥结痂前均有传染性。

（二）临床表现

1. 潜伏期

水痘的潜伏期为 1 ～ 3 周。

2. 前驱期

此期为 24 ～ 48 小时，其表现包括发热、不适、食欲减退、头痛，偶有轻度腹痛。此期之后即出现皮疹，一般伴有轻度至中度发热，持续 2 ～ 4 天。

3. 发疹期

水痘的皮疹首先出现于头皮、面部或躯干。最初的皮疹为强烈瘙痒性的红色斑疹和丘疹，然后发展为充满透明液体的水疱疹。24 ～ 48 小时内疱内液体变浑浊。当先前的损害结痂时，在躯干和肢体上会出现新的皮疹。在疾病高峰期可见到斑疹、丘疹、疱疹和结痂同时存在，同时存在不同期的皮疹是水痘的特征，如图 4－2 所示。

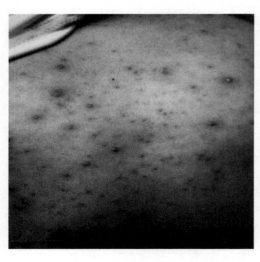

图 4－2 水痘

4. 消退期

水痘为自限性疾病，全身症状和皮疹较轻，一般 10 天左右可以痊愈，皮疹结痂后一般不留疤痕。

（三）治疗

水痘没有合并症时，一般以对症治疗为主，患儿应当被严格隔离，及时换洗衣物，剪短患儿的指甲，告诫患儿不要搔抓皮肤，以免造成感染。皮肤瘙痒难耐时可用炉甘石洗剂对症处理。本病宜早期应用阿昔洛韦进行抗病毒治疗。

（四）护理和保健

1. 注意隔离

患儿一旦确诊，应当居家隔离，要将患儿安置在单独的房间内，保持室内空气清洁

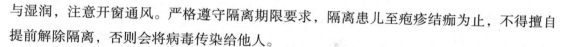

与湿润，注意开窗通风。严格遵守隔离期限要求，隔离患儿至疱疹结痂为止，不得擅自提前解除隔离，否则会将病毒传染给他人。

2. 对症护理

患儿发热时应当注意卧床休息，鼓励患儿多饮水。患儿发热为中、低度时不必用药物降温，只有高热时才可用物理降温或者给予适当药物降温，需要注意的是，退热忌用水杨酸类药物和地塞米松。常用的药物有对乙酰氨基酚、布洛芬等。

知识拓展

水痘患儿在使用水杨酸类药物如阿司匹林降温时，可能会引发瑞氏（Reye）综合征。瑞氏综合征会影响身体所有器官，严重者会导致死亡。此外，最好不要用地塞米松退热，因为地塞米松会降低患儿的抵抗力，加重症状。

剪短患儿的指甲，以免抓伤皮肤引起感染而留下疤痕。患儿皮肤瘙痒时，局部可使用炉甘石洗剂擦拭，若疱疹破溃或继发感染时，可使用抗生素软膏。

3. 一般护理

做好消毒工作，患儿居住的场所应当及时消毒，患儿用过的物品、玩具等也应当及时晾晒、消毒；患儿衣着宽松，衣被不宜过厚，要有利于散热；经常为患儿洗浴，勤换内衣和床单，保持清洁。

（五）预防

1. 预防接种

水痘可以通过免疫预防接种来预防，对于有水痘接触史的婴幼儿来说，应当检疫3周，在接触水痘的72小时内肌注水痘－带状疱疹免疫球蛋白。

2. 加强检疫

在水痘流行季节，家长、托幼机构工作人员等在日常生活中要注意观察婴幼儿有无疾病的早期表现。

3. 做好隔离

一旦发现患儿，应及时采取呼吸道隔离，避免健康婴幼儿与患儿接触，预防疾病人传人。

4. 切断传播途径

经常通风，保持室内空气新鲜。托幼机构等可采取紫外线灯消毒，家中可喷洒消毒液消毒。

5.保护易感婴幼儿

婴幼儿尤其是未患过水痘的婴幼儿应避免接触水痘患儿，如健康婴幼儿接触过患儿，建议家长 72 小时内到医疗机构给孩子注射水痘 – 带状疱疹免疫球蛋白，以预防疾病的发生。

此外，在水痘流行期间，应尽量避免带婴幼儿去公共场所，以防感染。

课后思考

1.描述水痘患儿典型的临床表现。

2.如何预防水痘？

3.与水痘患儿接触过的婴幼儿应当如何处理？

4.当水痘在托幼机构爆发时，如何做才能取得家长的配合并消除家长的恐慌？

三、手足口病

手足口病是由肠道病毒引起的急性发热出疹性疾病，以 5 岁以下儿童为主，此病传染性很强，常常造成流行。大多数患儿症状轻微，主要表现为口腔和四肢末端的斑丘疹、疱疹，少数病例会有脑炎、肺水肿、心肺功能衰竭等重症表现，病情进展迅速甚至导致死亡，严重威胁儿童的生命健康。

小案例

英英，4 岁，前两天咳嗽、发热，在家附近的诊所按"感冒"进行治疗，效果不佳，今天口腔里长了一个水疱，破溃，吃饭很痛，随后手上、脚上开始出现红色丘疹。

问题：

1.你知道英英可能感染了什么病毒吗？

2.你对手足口病了解多少？它的可怕之处在哪里？

（一）病因与传播途径

人类是已知肠道病毒的唯一宿主，手足口病患者与隐性感染者均为传染源，此病主要通过粪口传播，也可因接触患儿的分泌物或污染物而感染此病。

（二）临床表现

本病的潜伏期一般为 2～10 天，平均 3～5 天。

1. 普通患儿

表现为急性起病，发热、口痛、厌食、口腔黏膜出现散发疱疹或溃疡，多位于舌、颊黏膜及硬腭等处，也可波及软腭、牙龈、扁桃体和咽部。手、足、臀部、臂部、腿部出现斑丘疹，后转为疱疹，疱疹周围可有炎性红晕，疱内液体较少。如图 4-3 所示。手足部较多，掌背面均有。皮疹数少则几个，多则几十个，消退后不留痕迹，无色素沉着。部分病例仅表现为皮疹或疱疹性咽峡炎。大多数患儿在一周内痊愈，预后良好。

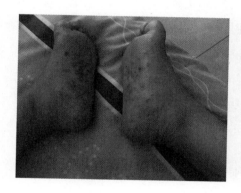
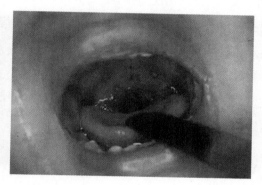

图 4-3　手足口病

2. 重症患儿

少数患儿（尤其是小于 3 岁者）病情进展迅速，在发病 1～5 天出现脑膜炎、脑炎（以脑干脑炎最为凶险）、脑脊髓炎、肺水肿、循环障碍等，极少数病例病情危重，可致死亡。

（三）治疗

此病目前尚无特效抗病毒药物和特效治疗手段，以对症治疗为主，治疗期间注意隔离，避免造成交叉感染。如患儿转为重症，应以对患儿心、脑、肺的支持治疗为主。

（四）护理和保健

1. 注意隔离

婴幼儿一旦确诊，应做好隔离，减少患儿活动；将患儿安置在单独的房间，房间里安静温暖，如无必要，尽量不要外出，减少与他人接触。

2. 对症护理

密切监测患儿的体温并记录，及时采取物理降温或药物降温措施。鼓励患儿多饮水，以补充发热消耗的大量水分；保持口腔清洁，婴幼儿进食前后用生理盐水漱口，有口腔溃疡的患儿可以涂碘甘油或维生素 B 粉剂。给予患儿营养丰富、易消化的流质或半流质饮食，如牛奶、豆浆、稀粥等，以减少对口腔黏膜的刺激，食物宜凉不宜热，否则会引起口腔疼痛。剪短患儿指甲，告诫患儿不要搔抓皮肤，如瘙痒难耐，可外用炉甘石洗剂，感染时可外用抗生素软膏。

3. 一般护理

注意休息，饮食清淡，采用流质饮食，多补充维生素和各种矿物质；做好患儿居住场所的通风，患儿用过的物品及玩具要消毒；接触患儿时，应当注意卫生，接触患儿后要洗手；不允许其他婴幼儿接触患儿，保持患儿衣被清洁、衣着舒适，经常更换衣物，尤其是保持臀部清洁、干燥。

4. 密切观察病情

密切关注患儿症状变化，尤其注意患儿呼吸、心率及精神变化，一旦有异常，应立即送医院治疗。

(五) 预防

1. 免疫接种

我国研发的 EV71 手足口病疫苗已批准上市，由于目前尚缺乏有效的免疫持久性研究数据，故尚未纳入我国儿童免疫规划。

2. 及时隔离传染源

婴幼儿一旦确诊应及时隔离，以预防疾病的流行。

3. 创造干净卫生的生活环境

注意托幼机构和家庭的环境卫生，房间要经常通风，衣服、被褥要勤晒，必要时对孩子活动的地方如地面、楼梯扶手等进行消毒。

4. 加强检疫

在疾病流行期间，托幼机构和家长要注意观察婴幼儿的手、足、口有没有疾病表现。发现可疑患儿时，应及时送医院诊治，并及时对所在环境进行消杀。

5. 注意个人卫生

教育婴幼儿注意个人卫生，不要吸吮手指，不啃手指甲；教会婴幼儿正确的洗手方

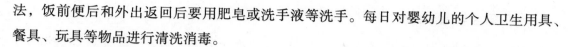

法，饭前便后和外出返回后要用肥皂或洗手液等洗手。每日对婴幼儿的个人卫生用具、餐具、玩具等物品进行清洗消毒。

6. 对家长进行宣教

在手足口病多发的季节，避免带婴幼儿去人多拥挤的场所，如商场、游乐场等，以免被感染。

7. 提高抵抗力

鼓励婴幼儿多进行户外运动，加强体育锻炼，增强体质，提高机体抵抗疾病的能力。

课后思考

1. 本病具有流行性，且重症患儿死亡率较高，在疾病流行季节，如何才能保护婴幼儿免受疾病侵扰，同时又不影响他们的生活呢？
2. 描述本病典型的临床表现，出现哪些症状时代表患儿有转变为重症的危险？

四、流行性腮腺炎

流行性腮腺炎是由腮腺炎病毒引起的急性呼吸道传染病，最常见于 5 ～ 15 岁的儿童。以腮腺肿大和疼痛为主要表现，发病季节为冬春季。本病感染一次后可获得终身免疫。

小案例

小可，6 岁男孩，昨天早上出现发烧、头痛、流鼻涕的症状，妈妈带他到当地卫生室就诊，医生诊断为"急性上呼吸道感染"，让小可回家口服"阿莫西林""布洛芬"治疗，今天小可觉得自己两侧面颊胀痛，摸着有点肿大。妈妈有点担心，带小可到当地儿童医院进行系统诊治。

问题：

1. 案例中的医生的诊断是否正确？如果你是医生，你认为小可得了什么病？
2. 本病是如何传播的？如何预防？

（一）病因与传播途径

本病的病原体为腮腺炎病毒，人是本病毒的唯一宿主，病毒主要存在于患儿的唾液、血液、尿液及脑脊液中。本病主要通过飞沫传播。

（二）临床表现

1. 潜伏期

本病潜伏期为 14～25 天，平均 18 天左右。

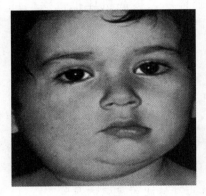

图 4-4　腮腺肿大

2. 症状

本病早期症状通常是非特异性的，如发热、头痛。而后出现腮腺肿大胀痛，部分患儿以此为首发症状。常先见于一侧，然后另一侧也相继肿大，肿块位于下颌骨后方和乳突之间，以耳垂为中心向前、后、下发展，边缘不清，表面发热，触之有弹性感并有触痛。1～3 日内达高峰，面部一侧或双侧可因肿大而变形，如图 4-4 所示，局部疼痛，开口咀嚼或吃酸性食物时胀痛加剧。腮腺肿大可持续 5 日左右，以后逐渐消退。

3. 常见并发症

（1）膜脑。本病为腮腺炎最常见的并发症。常在腮腺炎高峰时出现，表现为发热、头痛、喷射性呕吐。常在 2 周内恢复正常。

（2）睾丸炎。男孩最常见的并发症，一般为单侧睾丸发病。常发生在腮腺炎起病后的 4～5 天，即肿大的腮腺开始消退时。开始为睾丸疼痛，随之肿胀伴剧烈触痛。大多数患者有严重的全身反应，如突发高热、寒战等。一般 10 天左右消退，1/3～1/2 的病例发生不同程度的睾丸萎缩，如双侧受累可导致男性不育症。

（3）胰腺炎。急性胰腺炎较少见。常发生在腮腺肿大数日后，表现为上腹部剧痛和触痛，伴发热、寒战、恶心、反复呕吐等，本病较为凶险，一旦有类似表现，应立即送往医院就诊。

（4）耳聋。此病为听神经受累所致，发病率不高，大多为单侧性，不易及时发现，治疗困难，可导致永久性耳聋。

（三）治疗

本病早期可采用抗病毒的方式进行治疗，如静脉滴注利巴韦林，疗程一般为 1 周。也可采用中医疗法，将仙人掌或马齿苋捣烂敷于患处。并发脑膜炎者可短期应用糖皮质激素及甘露醇治疗。并发胰腺炎者应当禁食和静脉补液。

（四）护理和保健

1.隔离患儿

一旦确诊，患儿必须进行隔离，避免传染给其他健康的儿童。最好在家中隔离，隔离患儿至腮腺肿胀完全消退为止，一般不少于10天。

2.密切关注病情变化

注意患儿病情是否加重，患儿如出现持续高热、剧烈头痛、呕吐、颈强直、嗜睡、烦躁或抽搐，需警惕脑膜炎的发生，应及时送往医院救治。同时注意患儿其他可能的并发症，一旦病情加重或者出现并发症，应及时送往医院就诊。

3.对症护理

注意观测患儿体温，高热者可采用头部冰袋冷敷、温水擦浴等物理降温措施或服用适量退热剂。多饮水，保持口腔清洁。由于腮腺肿大，唾液减少，患儿饭后及睡觉前后应用淡盐水漱口，以免口腔感染。由于腮腺肿胀，患儿疼痛剧烈，可给予冰袋冷敷。冷敷时冰袋用毛巾包裹，避免冰袋直接接触患儿皮肤，以防冻伤。

4.一般护理

给予清淡、易消化、有营养的半流质食物或软食，忌酸、辣、硬而干燥的刺激性食物，食物可放凉后食用，以免过热刺激口腔，加重疼痛；注意休息，确保患儿有足够的休息时间，避免并发症；患儿呼吸道分泌物及其污染物品应用来苏儿溶液消毒，食具、痰杯可煮沸消毒，房间用紫外线灯照射消毒；患儿的饮食用具要与家人的分开，并每天煮沸消毒，其衣服、被褥等物品应经常拿到室外暴晒；脸盆、毛巾、手绢等，每天清洗后需用开水烫1～2次。

（五）预防

1.免疫接种

麻疹、腮腺炎、风疹三联疫苗已纳入免疫计划，及时注射疫苗可有效防止本病的发生。

2.隔离传染源

在本病流行季节，要注意观察，及时发现患儿，及早隔离。接触过患儿的儿童应留验3周，发现可疑患儿应立即隔离。

3.切断传播途径

加强家庭、托幼机构等日常环境卫生，保持房间空气流通，每日开窗通风2～3次；对发现患儿的场所应做好消毒工作，密切接触者医学观察3周。

4.保护易感人群

疾病流行期间，不组织孩子参加大型集体活动，同时家长也应减少带孩子外出的次数。加强卫生知识宣传，教育孩子养成良好的个人卫生习惯，让孩子多参加锻炼，增强个人体质。

 课后思考

1.你知道"麻腮风"三联疫苗的接种时间吗？

2.流行性腮腺炎会有什么并发症？

3.在托幼机构如何预防流行性腮腺炎的爆发？

五、流行性乙型脑炎

流行性乙型脑炎，简称乙脑，是由乙型脑炎病毒引起的脑实质炎症。此病夏秋季多见，一般经蚊虫叮咬传播，儿童发病率较高，病情重，而且预后较差。

小案例

夏天闷热潮湿，蚊子特别多，生活在农村的皮皮是个闲不住的小男孩，傍晚天一凉快，皮皮就跑出去玩，经常被蚊子咬得胳膊上全是包。昨天晚上皮皮觉得头痛，接着开始呕吐，到医务室量体温38.5℃，并进行了输液治疗，不见好转，当天晚上皮皮被送往县医院住院治疗，医生诊断皮皮得了"流行性乙型脑炎"。

问题：

1.什么是流行性乙型脑炎？你对此病了解多少？

2.是什么原因导致皮皮得了此病？

（一）病因和传播途径

本病属于人畜共患疾病，人和动物（主要为猪）都可以成为传染源。蚊虫叮咬是乙脑的主要传播方式，携带病毒的蚊虫通过叮咬，将病毒传播给人和动物，乙脑病毒进入人体后，在宿主神经细胞内增殖，并造成损伤。

（二）临床表现

本病分为五个时期：潜伏期、前驱期、极期、恢复期和后遗症期，各个时期的具体临床表现如下：

1. 潜伏期与前驱期

本病的潜伏期为 6 ～ 16 天，前驱期一般持续 3 天左右，起病多急骤，主要表现为发热、头痛、呕吐、食欲减退、激惹、呆滞、嗜睡等。

2. 极期

此期持续 7 天左右，患者会出现高热、寒战、严重头痛、畏光、恶心、呕吐、眩晕、高度兴奋、嗜睡等。在此期儿童常出现惊厥及抽搐，脑组织炎症和水肿严重时造成颅内压显著升高，可造成脑疝，极易导致死亡。颅内压增高的表现主要是剧烈头痛、突发的喷射状呕吐、意识昏迷、脉率减慢等。重症患儿可出现中枢性呼吸和循环衰竭。

3. 恢复期

极期之后患儿进入恢复期，此期持续约 1 个月，患儿体温于数日内恢复正常，神经、精神症状好转，病情逐渐消失。但有些患儿部分症状长期存在下去，形成后遗症。

4. 后遗症期

各类神经系统及精神方面的异常在半年后仍继续存在称为后遗症。有些较轻的后遗症经积极治疗后可逐渐恢复，但有些后遗症则长期存在。

（三）治疗

本病以对症治疗为主，目前尚无特效抗病毒药物，重点在于处理好高热、惊厥和呼吸衰竭。

（四）护理和保健

（1）本病患儿情况比较危急，一旦确诊需要立即送往医院处理，在患儿入院之前，针对病情应注意做好以下护理措施：若患儿出现昏迷，极有可能是颅内压升高引起，应当采取头高脚低的体位卧床头并偏向一侧，及时清理口鼻分泌物，保持呼吸道通畅，以防止吸入肺部造成感染；如果患儿出现抽搐或惊厥，不要按压患儿肢体，以防造成骨折，应当立即送往医院处理。

（2）患儿经治疗出院后应当注意卧床休息，给予营养丰富、易消化的流质或半流质饮食，并逐渐过渡到正常饮食。适当活动以促进患儿全面恢复，患儿如有肢体运动障碍，应当鼓励患儿坚持康复训练，以免造成不可逆转的后遗症。

(五)预防

乙脑的预防措施主要有预防接种、防蚊灭蚊和控制中间宿主三大措施。

1. 预防接种

接种乙脑疫苗是保护易感人群的有效举措之一。流行地区 10 岁以下的儿童应接种乙脑疫苗,接种工作应在乙脑流行前一个月内完成。

2. 防蚊灭蚊

防蚊灭蚊是预防乙脑的又一重要措施,蚊子主要在黄昏和清晨活动和吸血,因此,儿童在黄昏和清晨外出时,要注意防止被蚊虫叮咬,夜间避免在户外露宿,必要时采用蚊帐或携带驱蚊油防止蚊虫叮咬。在幼儿园和家庭里,应当有防蚊设备,如安装纱门、纱窗,适时喷洒药物,以阻止蚊虫携带和传播乙脑病毒。

3. 控制中间宿主

猪是乙脑的主要中间宿主,在农村地区,要改善猪圈的环境卫生,做好灭蚊工作,同时孩子的活动范围要远离猪圈。

课后思考

1. 流行性乙型脑炎的传播途径是什么?如何才能切断传播途径?
2. 跟周围同学、周围的孩子分享一些夏季防蚊小妙招。

第二节　细菌性传染病

一、细菌性痢疾

细菌性痢疾,简称菌痢,是由痢疾杆菌(见图 4-5)引起的常见肠道传染病,表现为发热、腹痛、腹泻、里急后重、黏液脓血便。中毒型细菌性痢疾是细菌性痢疾中最严重的类型,起病急骤、突然高热、反复惊厥,迅速发生休克、昏迷,可导致婴幼儿死亡。

(一)病因与传播途径

本病婴幼儿多见,病原体是痢疾杆菌,传染源为细菌性痢疾的患者或病原体携带者,痢疾杆菌多数情况下经过粪口途径传播,受污染的食物、餐饮用品、饮用水等皆可传播本病。

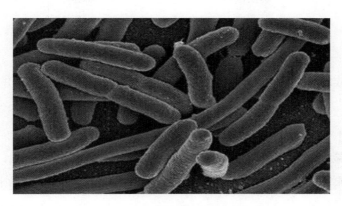

图 4 - 5 电子显微镜下的痢疾杆菌

（二）临床表现

1. 潜伏期

本病的潜伏期从数小时至 1 周不等，大多为 1 ～ 3 日。

2. 普通型痢疾

起病急骤，患儿突然高热，体温升至 39℃以上，伴有腹痛、腹泻，年长儿伴有里急后重，开始是稀便，而后变为黏液脓血便，病情严重者可有脱水、电解质紊乱等表现。

🖑 **知识拓展**

里急后重

里急后重是细菌性痢疾临床常见症状之一，表现为下腹部不适，有便意，但无法排出。"里急"形容大便在腹内急迫，窘迫急痛；"后重"形容大便至肛门，有重滞欲下不下之感；肛门、直肠坠胀，总有"排便不尽感"。

3. 中毒型菌痢

表现为较重的全身中毒症状，但肠道症状较轻或没有。起病急，发展快，体温升高至超过 40℃，患儿可迅速发生意识障碍、谵妄、躁动、频繁抽搐、惊厥持续状态及昏迷，也可发生感染性休克，表现为面色苍白、皮肤出现花纹、紫绀、手脚冰冷、血压降低、心音低钝等。

（三）治疗

1. 普通型痢疾

本病是由痢疾杆菌感染所致，故选用对痢疾杆菌敏感的抗生素，并辅以支持治疗和对症治疗。

2. 中毒型菌痢

此病病情凶险，必须送医院及时抢救。患儿休克时应扩充血容量，纠正酸中毒。中毒型菌痢出现脑水肿时应积极止痉、降温、降颅内压，静脉注射强力广谱抗生素。

（四）护理和保健

1. 做好隔离

婴幼儿一旦感染本病，应当立即做好消化道隔离。患儿的粪便应当单独处理并消毒。接触患儿，尤其是接触患儿粪便后应当洗手，防止本病传染给他人，同时教育患儿勤洗手，不要乱摸别人的物品。患儿的衣物应当单独消毒处理，不要与其他婴幼儿的衣物混放。

2. 对症护理

患儿出现高热时应当及时降温，每次大便后都要用清水清洗肛周皮肤，及时擦干皮肤，及时为患儿补充水分及电解质，防止造成水、电解质平衡紊乱。

3. 密切观察病情

密切观察病情，监测生命体征，记录患儿排便次数及粪便性质。如果发现病情加重，应及时将患儿送往医院诊治。

4. 一般护理

对于腹泻较轻的患儿不必禁食，而应当给予营养丰富、易消化的食物，如米油、水果汁、肉汤等。腹泻严重的患儿应当禁食，并及时送往医院给予静脉营养。

（五）预防

本病的预防要充分发动身边的人，开展广泛的卫生宣传教育工作。

（1）养成良好的卫生习惯，饭前便后要洗手，不饮生水，生吃瓜果蔬菜要洗干净，防止病从口入。

（2）公共机构要做好饮水、饮食和粪便的管理工作，保持环境清洁卫生，做好防蝇灭蝇工作，切断细菌传播的途径。

（3）家庭要注意环境和饮食卫生，不吃剩饭、剩菜。

（4）做好患儿的消化道隔离，发现患儿应立即隔离，对患儿的粪便进行消毒处理后才可倒掉。

（5）在炎热的夏季，婴幼儿要避免接触患病的成人或儿童。密切接触者应当隔离1周。

（6）托幼机构工作人员应当定期检查粪便，发现带菌者应当及时处理。

课后思考

1. 痢疾腹泻有哪些特点？

2. 细菌性痢疾是由什么原因引起的？如何针对病因进行预防？

3. 一旦有婴幼儿确诊痢疾，托幼机构应当如何处置？

二、百日咳

百日咳是一种急性呼吸道传染病，表现为痉挛性咳嗽伴深长的"鸡鸣"样吸气性吼声，未经治疗的患儿病程会持续2～3个月，故称百日咳。

小案例

小贺，5个月，感冒咳嗽了2周，这段时间小贺的母亲天天带小贺去附近的诊所打针、做雾化，可小贺的病情就是不见好转，反而咳嗽症状越来越重了，并且一咳嗽就停不下来，憋得面红耳赤。诊所里的医生见状劝小贺的母亲带孩子去医院看看，看是否是百日咳。小贺的母亲有些困惑：百日咳会咳嗽一百天吗？

问题：

1. 百日咳有什么症状？

2. 百日咳是如何传播的？如何预防？

（一）病因和传播途径

本病冬春季多发，病原体为百日咳杆菌，患有此病的婴幼儿是本病的传染源，通过飞沫传播，未经接种疫苗的婴幼儿普遍易感。

（二）临床表现

1. 潜伏期

本病的潜伏期一般为 1 ～ 3 周。

2. 卡他期

本期主要表现为类似普通感冒的症状，如轻微咳嗽、鼻塞、低热、结膜充血等。此期具有传染性，且易被忽视。上呼吸道卡他症状包括咳嗽、流涕、打喷嚏、鼻塞等，这是临床上常见的症状。引起发热伴上呼吸道卡他症状的疾病常伴有急性上感、流行性感冒。

3. 痉咳期

此期出现明显的痉挛性咳嗽，一般持续 2 ～ 6 周，严重者可长达 2 个月以上。咳嗽特点为成串的、接连不断的痉挛性咳嗽，咳后伴一次深长吸气，此时因较大量空气急促通过痉挛着的声门，所以会发出一种特殊的高音调"鸡鸣"样吸气性吼声，然后又发生一次痉咳，反复多次，直至咳出大量黏稠痰液，同时常伴呕吐。这种痉咳可引起多种并发症，肺炎是最常见的并发症。

4. 恢复期

此期痉咳缓解，"鸡鸣"样咳嗽停止，为 2 ～ 3 周。但其并发症如肺炎、肺不张等可迁延不愈，持续数月之久。

🖑 小案例

小雪，3 岁，2 周前跟妈妈逛庙会。前两天发烧，流鼻涕，小雪妈妈以为她感冒了，便给她服用感冒药治疗，但她的症状一直没有好转。昨天晚上小雪开始咳嗽，咳嗽很严重，而且是长串的、连续的咳嗽，咳嗽完之后，小雪深吸一口气，发出了类似于鸡叫的声音，小雪妈妈见状非常害怕。

问题：你知道小雪得了什么病吗？

（三）治疗

本病可通过抗生素治疗，首选药物是红霉素，也可采用氨苄西林治疗。此外，对症治疗也很重要，一般为祛痰与镇静。

（四）护理和保健

1. 做好隔离

如果婴幼儿有典型的临床表现，怀疑患百日咳，应当立即采取隔离措施，及时将婴幼儿送往传染病医院，将患儿所在的房间开窗通风，并进行消毒。

2. 对症护理

本病咳嗽症状严重，可让患儿采取舒适的体位，一般采取半卧位，减少呼吸困难。嘱患儿头偏向一侧，以免误吸分泌物造成下呼吸道感染。

3. 一般护理

保证充足的液体以及营养物质摄入，少食多餐，避免在进餐时喝水，以免腹部过度膨胀而诱发咳嗽；患儿的房间应当保持空气流通、温暖湿润，避免刺激患儿咳嗽；鼓励患儿适当运动，但不要去人多的地方活动，以免造成交叉感染。本病的病程较长，因此，患儿及家长都要保持耐心，要有共同战胜疾病的决心。

（五）预防

1. 免疫接种

本病可通过疫苗预防，适龄婴幼儿应当按计划及时接种百白破三联疫苗。

2. 采取隔离措施

确诊婴幼儿应当立即隔离，隔离时间为发病之日至7周后，对于密切接触的婴幼儿，应当医学观察3周，有条件者可进行免疫球蛋白肌内注射，也可遵医嘱用抗生素预防，一般为口服红霉素2周。

3. 其他措施

流行地区或流行季节不要带婴幼儿去人多的地方活动，平时让婴幼儿加强体育锻炼，提高抵抗力。

🎈 课后思考

1. 与一般感冒咳嗽相比，百日咳有何独特的表现？

2. 百日咳的病原体是什么？如何才能阻断本病传播？

3. 在托幼机构中如何护理百日咳患儿？

三、流行性脑脊髓膜炎

流行性脑脊髓膜炎又称流脑，是由脑膜炎双球菌引起的一种化脓性炎症。主要表现为发热、头痛、呕吐，皮肤黏膜瘀点、瘀斑，严重者可造成脑实质损害甚至休克。本病死亡率高，一旦确诊，应立即送往医院治疗。

小案例

2018年，哈萨克斯坦爆发流行性脑脊髓膜炎疫情，中国驻哈萨克斯坦大使馆提醒中国在哈公民加强防护。根据哈萨克斯坦卫生保健部门发布的消息，在疫情爆发很短的时间内，全国就有60多人患病，13人死亡。从感染范围看，此次疫情发生的区域主要集中于阿拉木图市、阿拉木图州、南哈州和克孜洛尔达州等地，范围较广。

问题：

1. 为什么流行性脑脊髓膜炎传播范围比较广，危害也比较大？

2. 与乙脑相比，本病有何不同点？

(一) 病因和传播途径

脑膜炎双球菌是本病的病原体，此病以15岁以下儿童多见，冬春季节多发。流脑主要通过呼吸道传播，此外，与患者密切接触也会导致婴幼儿感染。

(二) 临床表现

本病的早期表现类似于急性上呼吸道感染，有低热、咽喉肿痛等症状，严重者甚至会发生休克。患儿发病时大多有神经精神症状，如精神萎靡、嗜睡、昏迷、惊厥、头痛、呕吐，婴儿则有前囟饱满，若发生脑疝，则可突然表现为意识障碍，呼吸不规则，瞳孔不等大。普通型多在1～3周痊愈，但急性爆发型流脑起病急，病情凶险，可迅速出现休克及昏迷。

(三) 治疗

流脑可应用抗生素进行治疗，首选抗生素为青霉素或者头孢类。本病的对症治疗极为关键，主要是给予降颅压治疗，如静脉注射甘露醇，惊厥时可用安定治疗，严重时要积极采用抗休克治疗。

（四）护理和保健

1. 隔离患儿

一旦怀疑婴幼儿患有流行性脑脊髓膜炎，应当立即对婴幼儿进行隔离，并及时送往医院进行诊治，以免造成疾病的传播。患儿居住过的房间也应当开窗通风，及时消毒，避免其他婴幼儿接触患儿使用过的物品。

2. 观察病情

密切观察患儿病情，一旦出现加重或者反复，应立即呼叫专业医护人员进行救治。

3. 一般护理

流脑患儿一般病情较重，急性期一般在医院进行治疗。出院后也应当对患儿予以合理的护理，嘱患儿多休息，适量活动，及时增添衣物，防止着凉；鼓励患儿少量多餐，给予营养丰富、易消化的流质或半流质饮食；若患儿发热，应当及时降温，呕吐时应当避免患儿吸入呕吐物造成肺部感染。

（五）预防

1. 免疫接种

在本病的流行地区或流行季节，婴幼儿可注射流脑疫苗进行预防。

2. 做好隔离

在本病流行期间，婴幼儿如果出现上呼吸道感染等症状，应当及时就医，以免耽误病情；若患儿一旦确诊，应及时进行呼吸道隔离，并及时治疗，患儿待过的场所要消毒、通风。

3. 其他措施

平时要注意家庭及公共机构的环境卫生，为婴幼儿的活动、学习提供干净、舒适的环境；多带婴幼儿参加户外活动，提高免疫力，但不要带婴幼儿去人员密集的地方，尤其是在本病的高发季节。

 课后思考

1. 流行性脑脊髓膜炎的病原体是什么？它是如何传播的？

2. 应当如何护理流脑患儿，患儿出现何种症状时提示病情加重，需要紧急送往医院处理？

第三节 寄生虫病

一、蛔虫病

蛔虫病是目前我国最常见的严重危害婴幼儿健康与发育的寄生虫病之一。蛔虫寄生于人体小肠，婴幼儿由于食入蛔虫虫卵而被感染，轻者一般没有明显症状，但蛔虫的异位寄生可导致胆道蛔虫病、肠梗阻等严重的并发症。

小案例

佳佳，一个 3 岁的活泼好动的小男孩，今年六月回到农村的爷爷奶奶家避暑，生性好动的他在农村如鱼得水，整天在爷爷家的菜园子里"摸爬滚打"。今年九月份佳佳在幼儿园上学的时候，突然感到腹部剧烈疼痛，医生诊断他得了蛔虫病。

问题：

1. 你知道佳佳是怎么得上蛔虫病的吗？

2. 如何预防蛔虫病？

(一)病因和传播途径

人是蛔虫病的唯一终末宿主，本病的患者是主要传染源。蛔虫每天可产卵 24 万个，虫卵一般可在荫蔽的土壤存活数月至一年以上，即使在缺氧的环境下，也能生存 3 个月。蛔虫卵对化学物质具有一定的抵抗力，一般的调味品如酱油、醋、辣椒、盐等均不能杀灭虫卵，但对有机溶剂如酒精等则很敏感。本病的传播方式为粪口传播，婴幼儿饮食卫生习惯不良，喜欢在地上爬，导致蛔虫卵粘在手指或身上，加之饭前便后不洗手，很容易带入口中，造成蛔虫在肠道内生长繁殖。此外，婴幼儿随地大便会造成蛔虫卵污染土壤等。

(二)临床表现

绝大多数人感染蛔虫卵后没有明显的临床症状，称为带虫者，婴幼儿或体弱者出现的症状较多。蛔虫的幼虫、成虫均为致病因素，但成虫的危害性更大。

1.幼虫所致症状

幼虫可移行到肺部和肝脏。当幼虫移行到肺部时，可出现咳嗽，数量较多时可出现哮喘、发热，当短期内吞噬了大量的感染期蛔虫卵时，1 周后孵化的幼虫即可移行到肺

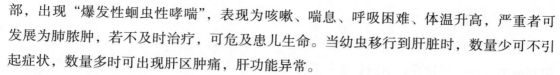

部，出现"爆发性蛔虫性哮喘"，表现为咳嗽、喘息、呼吸困难、体温升高，严重者可发展为肺脓肿，若不及时治疗，可危及患儿生命。当幼虫移行到肝脏时，数量少可不引起症状，数量多时可出现肝区肿痛，肝功能异常。

2. 成虫所致症状

（1）消化道症状。患儿有食欲不佳、厌食、偏食等症状，大多数患儿伴有脐周疼痛，部位不固定，喜欢按揉腹部。由于蛔虫在体内争夺营养物质，患儿一般体型瘦弱，营养不良，严重者还会导致发育迟缓。

（2）神经系统症状。婴幼儿或重症感染者会有精神萎靡、兴奋不安、烦躁易怒、惊厥、磨牙、智力低下等症状。

（3）过敏症状。部分患儿会有皮肤瘙痒、荨麻疹、结膜炎等症状。

3. 并发症

（1）蛔虫性肠梗阻。这是最常见的并发症，肠道内的蛔虫扭结成团，造成肠腔完全或部分梗阻，梗阻部位多为回肠下段，表现为右下腹阵发性绞痛，患儿恶心、呕吐，甚至会呕出蛔虫。

（2）胆道蛔虫症。蛔虫向上可侵入胆总管，表现为阵发性右上腹剧烈绞痛，患儿疼痛剧烈、哭闹、屈体弯腰、出冷汗、面色苍白，常伴有恶心、呕吐，重者可吐出胆汁。

（三）治疗

1. 驱虫治疗

一般口服阿苯达唑、甲苯达唑、噻嘧啶等进行驱虫。

2. 并发症的治疗

不完全性蛔虫性肠梗阻，可先进行内科治疗，给予胃肠减压、盐水灌肠、解痉、止痛，腹痛缓解后可进行驱虫治疗；完全性蛔虫性肠梗阻应当及时进行外科手术治疗；胆道蛔虫病应当镇静、解痉、驱虫、控制感染。

（四）护理和保健

1. 对症护理

腹部疼痛是蛔虫病患儿最常见的症状，但出现腹部疼痛并不一定意味着患儿得了蛔虫病。若患儿疼痛剧烈，应及时将患儿送往医院进行诊治，确诊后，嘱患儿及时用药驱虫。

2. 一般护理

嘱患儿养成良好的个人卫生习惯，饭前便后要洗手，切断本病的传播途径。对患儿的衣物、用品进行消毒，彻底消灭病原体。

（五）预防

本病预防的关键在于进行广泛的卫生宣传，尤其是在农村地区，要做好粪便管理，以切断本病的传播途径；加强婴幼儿卫生教育工作，帮助其养成良好的卫生习惯，不随地大小便，勤剪指甲，饭前便后要洗手；瓜果蔬菜在食用前要进行彻底清洗；对于公共机构的食堂要定期进行卫生检查；在感染的高峰季节，托幼机构可采用集体服药的方式进行驱虫，但需要注意的是，如果婴幼儿患有并发症，不要擅自驱虫，而应当及时送往医院进行处理。

🎈 课后思考

1. 如何确定患儿得了蛔虫病？如何治疗蛔虫病？

2. 蛔虫病有何并发症？患儿有什么表现？

二、蛲虫病

蛲虫病是由于蛲虫寄生于人体肠道而引发的疾病，是婴幼儿常见的寄生虫病。蛲虫通常寄生于小肠末端、盲肠、结肠，蛲虫夜间会从肛门爬出产卵，临床表现为肛门以及会阴部皮肤瘙痒，夜间睡眠不安。

 小案例

最近一段时间，欣欣的妈妈总觉得女儿有点反常，因为她发现 4 岁的欣欣总是无意间抓挠自己的隐私部位。欣欣的妈妈很疑惑：一个 4 岁大的小女孩，生理和心理上都没有发育成熟，怎么会有如此表现呢？欣欣的妈妈赶紧带她去医院，医生诊断欣欣得了蛲虫病，并且要求欣欣全家接受驱虫治疗。

问题：

1. 什么是蛲虫病？得了此病的婴幼儿会有什么症状？

2. 哪些不良习惯会导致婴幼儿患上蛲虫病？

（一）病因和传播途径

蛲虫是一种线虫，呈乳白色，蛲虫病患者排出感染期的虫卵，散落在生活物品上，

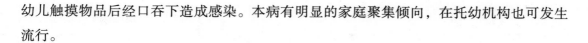

幼儿触摸物品后经口吞下造成感染。本病有明显的家庭聚集倾向，在托幼机构也可发生流行。

（二）临床表现

蛲虫病的主要症状是雌虫夜间在肛门周围蠕动、产卵，刺激肛门周围皮肤产生瘙痒，大龄幼儿可自诉肛门周围瘙痒难耐，小儿可出现夜间焦虑不安、烦躁、哭闹，影响患儿睡眠。部分蛲虫可钻入阑尾，造成阑尾炎。有时蛲虫可钻入女孩的泌尿生殖器，造成尿道炎、阴道炎、输卵管炎。

（三）治疗

1. 驱虫治疗

一般口服甲苯达唑、阿苯达唑、噻嘧啶等进行驱虫治疗。对于患病风险较大的婴幼儿，每3～4个月可进行一次驱虫治疗。

2. 局部治疗

每晚睡前用温水为患儿清洗肛门，也可将少量驱虫软膏通过细管挤入肛门，以达到缓解症状和治疗的目的。

（四）护理和保健

1. 对症护理

要注意每天睡前和便后用温水为患儿清洗肛门，肛周皮肤用蛲虫软膏涂抹，以起到杀虫和对症治疗的作用。平时为患儿勤洗内衣裤，并将内衣裤高温蒸煮消毒，或者放于日光下暴晒，消灭虫卵，以达到防止重复感染的目的。

2. 注意卫生

嘱患儿平时注意卫生，饭前便后要洗手，既防止重复感染，也能保护他人。在托幼机构的患儿要有自己专门的床铺，个人物品要与其他孩子的分开使用，防止造成疾病流行。

（五）预防

本病的预防首先是要做好宣传教育工作，让婴幼儿及家长了解本病的发病原因以及预防方法。要让婴幼儿养成勤洗手的习惯，不要吸吮手指，勤剪指甲，勤换洗内衣裤，少穿开裆裤，不穿紧身衣。平时要定期对婴幼儿物品消毒，公共空间要勤打扫，防止疾病流行。如果婴幼儿患本病，患儿家庭成员和其他接触者也要同时治疗。

课后思考

1. 为什么蛲虫病患儿会不停地抓挠会阴部位？

2. 如何预防蛲虫病的发生？

素养园地

《中华人民共和国传染病防治法》是为了预防、控制和消除传染病的发生与流行，保障人体健康和公共卫生，制定的国家法律法规。《中华人民共和国传染病防治法》自1989年9月1日起施行；2004年8月28日，第十届全国人民代表大会常务委员会第十一次会议修订；2013年6月29日，第十二届全国人民代表大会常务委员会第三次会议修正。2020年10月2日，国家卫健委发布《中华人民共和国传染病防治法》（修订草案征求意见稿），明确提出甲乙丙三类传染病的特征，以下我们通过几个问题初步了解《中华人民共和国传染病防治法》：

问：国家对传染病防治的方针是什么？

答：国家对传染病防治实行预防为主的方针，防治结合、分类管理、依靠科学、依靠群众。

问：传染病分为几类？

答：

传染病分为甲类、乙类和丙类。

1. 甲类传染病是指：鼠疫、霍乱。

2. 乙类传染病是指：传染性非典型肺炎、艾滋病、病毒性肝炎、脊髓灰质炎、人感染高致病性禽流感、麻疹、流行性出血热、狂犬病、流行性乙型脑炎、登革热、炭疽、细菌性和阿米巴性痢疾、肺结核、伤寒和副伤寒、流行性脑脊髓膜炎、百日咳、白喉、新生儿破伤风、猩红热、布鲁氏菌病、淋病、梅毒、钩端螺旋体病、血吸虫病、疟疾。

3. 丙类传染病是指：流行性感冒、流行性腮腺炎、风疹、急性出血性结膜炎、麻风病、流行性和地方性斑疹伤寒、黑热病、包虫病、丝虫病，除霍乱、细菌性和阿米巴性痢疾、伤寒和副伤寒以外的感染性腹泻病。

问：什么是乙类传染病甲类管理？

答：

1. 对乙类传染病中传染性非典型肺炎、炭疽中的肺炭疽和人感染高致病性禽流感，采取《中华人民共和国传染病防治法》所称甲类传染病的预防、控制措施。

2.其他乙类传染病和突发原因不明的传染病需要采取《中华人民共和国传染病防治法》所称甲类传染病的预防、控制措施的，由国务院卫生行政部门及时报经国务院批准后予以公布、实施。

问：发现突发原因不明的传染病时如何报告？

答：

1.疾病预防控制机构、医疗机构和采供血机构及其执行职务的人员发现《中华人民共和国传染病防治法》规定的传染病疫情或者发现其他传染病暴发、流行以及突发原因不明的传染病时，应当遵循疫情报告属地管理原则，按照国务院规定的或者国务院卫生行政部门规定的内容、程序、方式和时限报告。

2.任何单位和个人发现传染病病人或者疑似传染病病人时，应当及时向附近的疾病预防控制机构或者医疗机构报告。

3.港口、机场、铁路疾病预防控制机构以及国境卫生检疫机关发现甲类传染病病人、病原携带者、疑似传染病病人时，应当按照国家有关规定立即向国境口岸所在地的疾病预防控制机构或者所在地县级以上地方人民政府卫生行政部门报告并互相通报。

4.疾病预防控制机构接到甲类、乙类传染病疫情报告或者发现传染病暴发、流行时，应当立即报告当地卫生行政部门，由当地卫生行政部门立即报告当地人民政府，同时报告上级卫生行政部门和国务院卫生行政部门。

思考：

1.托育机构发现传染病时可以采取什么临时措施？

2.发现甲类或乙类传染病该如何上报？

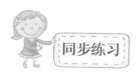

同步练习

1.传染病的发生包括哪些条件？针对这些条件，可采取什么对策预防传染病的发生？

2.对于通过呼吸道传播的疾病，应当如何进行呼吸道隔离？

3.目前常采用的传染病防控技术有哪些？

4.简述婴幼儿计划免疫的概念、各种疫苗接种的时间及注意事项。

5. 简述麻疹、水痘、手足口病皮疹的特点及鉴别方法。

6. 简述流行性乙型脑炎和流行性脑脊髓膜炎的异同及护理要点。

7. 蛔虫病与蛲虫病该如何预防？

8. 2019 年 12 月，湖北省武汉市部分医院发现不明原因肺炎患者，一开始人们认为本病传染性不强，而且我们有战胜"非典"的经验，很快就能控制，但是随着病例越来越多，人们发现事情并非如此。2020 年 1 月，导致不明原因肺炎的元凶被找到，即新型冠状病毒，这是一种以前没有发现过的病毒。2020 年 1 月中旬，由新型冠状病毒引起的肺炎引发了国际媒体的关注。2020 年 1 月下旬，钟南山院士宣布新型冠状病毒肺炎可以人传人，很快武汉便采取了封城措施。此时，韩国、日本、美国及欧洲诸国相继"沦陷"，新冠肺炎开始在全球范围流行。在我国政府的强力管控下，我国疫情得到了有效控制。

（1）经历过新型冠状病毒肺炎疫情之后，你对传染病有什么更深刻的理解？

（2）你能从这次事件中得出什么教训？我国的抗疫行动对你有什么启发？

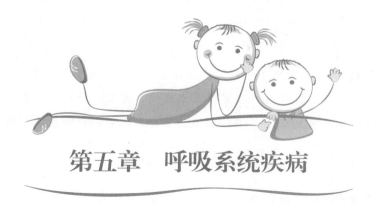

第五章　呼吸系统疾病

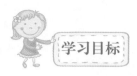学习目标

1. 掌握婴幼儿急性上呼吸道感染、支气管哮喘的表现、预防、紧急处置和护理。

2. 熟悉婴幼儿急性支气管炎、肺炎的表现、预防和护理。

3. 了解婴幼儿急性上呼吸道感染、急性支气管炎、肺炎、支气管哮喘的病因和治疗要点。

4. 利用所学知识，能预防并在早期发现婴幼儿呼吸性疾病，给予正确护理，并能对家长进行预防和护理指导。

呼吸系统疾病是婴幼儿常见的疾病，常见的有急性上呼吸道感染、急性支气管炎、肺炎及支气管哮喘等。其中，在儿科门诊中，急性上呼吸道感染最为常见。在住院患儿中，呼吸道疾病患儿占 60% 以上，其中绝大部分为肺炎，是全国 5 岁以下儿童第一位的死亡原因。因此，我们需要采取积极措施，预防呼吸系统疾病的发生，降低发病率及死亡率。

第一节　急性上呼吸道感染

急性上呼吸道感染俗称"感冒"，是小儿最常见的疾病，该病是由各种病原体引起的，主要侵犯鼻、鼻咽和咽部，根据感染部位的不同可以分为急性鼻炎、急性咽炎、急性扁桃体炎等。

小案例

冉冉，4 岁的小女孩，昨天下午和父亲去体育场踢球，出了一身汗，晚上觉得很累就早早地睡觉了，今天早上起床后冉冉觉得有点头痛，并且嗓子很不舒服。但父母觉得孩子体质一直很好，就没有处理。下午幼儿园放学后冉冉开始出现发热、嗓子疼痛加重等症状。

问题：

1. 你觉得冉冉可能得了什么病？
2. 如果你是冉冉的父母，你该如何处理？

一、病因

引发本病的病原体以病毒为主（占 90% 以上），主要有鼻病毒、呼吸道合胞病毒、流感病毒等，其他病原体，如细菌、支原体等也可引起本病。

营养不良、缺乏锻炼或过度疲劳以及有过敏体质的小儿因身体抵抗力较低，容易发生上呼吸道感染，特别是消化不良以及有佝偻病、原发性免疫缺陷病或者后天获得性免疫功能低下的患儿，并发急性上呼吸道感染时往往症状较重。

二、临床表现

本病的轻重程度差别很大，与患者年龄、抵抗力的强弱密切相关。

（一）潜伏期

多为 2～3 天或者更久。

（二）局部症状

鼻塞、流涕、喷嚏、干咳、咽部不适和咽痛等，多于 3～4 天痊愈。

（三）全身症状

发热、烦躁不安、头痛、全身不适、乏力等。部分患儿有食欲缺乏、呕吐、腹泻、腹痛等消化道症状。腹痛多为脐周阵发性疼痛，无压痛，如腹部持续性疼痛，多为并发急性肠系膜淋巴结炎。

知识拓展

急性上呼吸道感染后的并发症

1. 感冒几天之内

（1）中耳炎。小儿的咽鼓管是横位的，而且比较短，因此，病原体很容易从咽喉经由咽鼓管进入中耳，从而引发中耳炎。此时，患儿主诉耳部不适，严重时中耳发炎积脓，可能会引起鼓膜穿孔影响听力。

（2）颅内感染。越小的孩子，免疫力越弱，血脑屏障发育也不完善，因此病原体很容易侵入颅脑。患儿精神萎靡（尤其是退热后依然萎靡不振更应该引起重视）、剧烈头痛、剧烈呕吐、颈项强直，甚至昏迷。

2. 感冒 1～3 周时

（1）急性肾小球肾炎。患儿感冒 1～3 周后出现尿色变深、泡沫尿、颜面浮肿、血压升高。当出现上述症状时应当注意患儿可能得了急性肾小球肾炎，应当及时送往医院诊治。

（2）心肌炎。一般是由于病毒侵犯心脏所致，通常预后比较好，但也有一部分为急性爆发性心肌炎，可危及生命。如果患儿于上呼吸道感染后 1～3 周表现为心慌、乏力、气促、心前区不适，应当及时送医，以免耽误治疗。

三、治疗

（一）一般治疗

保证充足的睡眠，保持良好的饮食习惯，多喝水，适量补充维生素 C。

（二）对症治疗

患儿发热时用冷水敷或者药物降温，可适量应用解热镇痛抗炎药，发生热惊厥时可应用止惊药物。

（三）抗感染治疗

根据病原体类型选择敏感的药物，病毒性上呼吸道感染可应用奥司他韦等抗病毒药物进行治疗，细菌感染则选择相应敏感的抗生素。

四、护理和保健

(一)鼻咽呼吸道的护理

及时帮助患儿清除口鼻分泌物,保持呼吸道通畅,注意当鼻腔分泌物结痂很难清理时,可用棉签蘸取清水湿润后再轻轻擦去。平时嘱患儿勤漱口,保持口腔卫生,预防口腔感染。

(二)饮食护理

鼓励患儿食用营养丰富且易消化的半流质食物,多食用含蛋白质丰富的食物,补充复合维生素 B 及维生素 C。多喝水,注意补充电解质。

(三)发热时的护理

定时检测体温,当体温超过 38.5℃时应当降温,可采用物理降温或药物降温等措施,以防止患儿出现热惊厥。

👆 **知识拓展**

发热的意义

首先,发热对于儿童疾病具有强提示意义,由于儿童表达能力相对成人较差,尤其是低龄儿童,不能准确表达自己哪里不舒服,因此"发热"就起到了一种警示作用。另外,发热能够启动人体的防御系统,从而加速体内病原体的清除,促进疾病的恢复。但体温过高也会对机体产生不良影响,因此,当体温超过 38.5℃时就应当给患儿降温。

(四)患儿周围环境要求

患儿房间应定时通风,保持室内温度及湿度适宜。

(五)预防传染

病毒性急性上呼吸道感染具有很强的传染性,应当对患儿做好隔离措施。另外教育患儿不要随地吐痰,咳嗽、打喷嚏时应当捂好口鼻,防止疾病传染给他人。

五、预防

(一)提高机体免疫力

经常进行户外活动和体育锻炼都是积极的方法,这样能够增强体质,防止上呼吸道

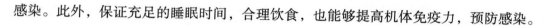

感染。此外，保证充足的睡眠时间，合理饮食，也能够提高机体免疫力，预防感染。

（二）顺应气候变化，及时增减衣物

穿衣要适应气候变化，尤其是出汗后，不要立即给儿童脱衣服，避免着凉。

（三）避免交叉感染

对患儿进行有效的隔离，避免其与健康儿童接触。接触患儿后要洗手，对患儿居住的环境及衣物用品要及时消毒，注意室内通风换气。

（四）药物预防

口服一些药物如黄芪、匹多莫德、泛福舒等可以提高机体的免疫力，同时，适量补充微量元素等也可以提高免疫力。

（五）及时注射疫苗

定期注射流感疫苗，能够有效降低由于流感病毒引起的急性上呼吸道感染的发病率。此外，有研究认为，应用减毒病毒疫苗，由鼻腔滴入或者雾化吸入，能够有效激发呼吸道黏膜表面分泌型抗体的产生，从而增强呼吸道黏膜的抗病能力。

🎈 课后思考

1. 你知道不同病原体引起的急性上呼吸道感染都应该用什么药物治疗吗？
2. 为什么"感冒"后不能随便使用抗生素？

第二节 急性支气管炎

急性支气管炎是婴幼儿发病率较高的疾病，常并发或继发于呼吸道或其他部位的感染，而且是麻疹、百日咳、伤寒和其他急性传染病的一种临床表现。发生支气管炎时，气管大多同时发炎，故又称急性气管支气管炎，如果涉及毛细支气管，其病理与症状均与肺炎相仿。支气管系统非常复杂，类似一株倒置的大树，故名支气管树（见图5-1）。

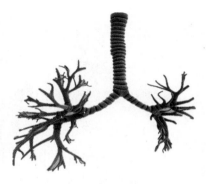

图5-1 支气管树

小案例

由于气温下降，凡凡跟很多其他小朋友一样得了感冒，但跟其他小朋友不一样的是，凡凡这次感冒比较严重，低热、鼻塞、咳嗽、咳痰、喉咙痛，持续了一周还没好。凡凡的妈妈带他去拍了 X 线片，提示为急性支气管炎。

问题：

1. 什么是急性支气管炎？它与上呼吸道感染、肺炎有什么区别？

2. 如何预防本病？

一、病因

本病主要是感染所致，病原体主要为病毒、细菌、肺炎支原体或者混合感染，凡可引起上呼吸道感染的病毒都可引起急性支气管炎。此外，免疫功能低下或特异素质，如营养不良、佝偻病、变态反应及慢性鼻炎、咽炎等皆可成为本病的诱因。

二、临床表现

患儿一般先出现上呼吸道感染的症状，3 ～ 4 天后出现以咳嗽为主要表现的症状，咳嗽一般延续 7 ～ 10 天，有时迁延 2 ～ 3 周或反复发作。咳嗽一开始为刺激性的干咳，后有痰，痰液一般是白色黏液样痰，当细菌感染时为黄色浓痰。年龄越小的患儿症状越重，常有发热、呕吐、腹泻等。年龄较大的患儿全身症状一般不明显，可无发热。此外，婴幼儿期伴有喘息的支气管炎，伴有湿疹或其他过敏史的患者，少数可发展为支气管哮喘。

三、治疗

（一）一般治疗

注意休息，经常变换体位，多喝水，合理饮食，可适量补充维生素 C。

（二）对症治疗

为了不影响痰液排出，一般不要用镇咳药，痰液黏稠时可用祛痰药。若出现严重憋喘，可应用支气管舒张剂，如氨茶碱、沙丁胺醇等。

（三）抗感染治疗

此病主要由病毒感染引起，故若非合并细菌感染，一般不用抗菌药。若为支原体感染，则应用大环内酯类药物，如红霉素、阿奇霉素等。

四、护理和保健

急性支气管炎患儿的护理与急性上呼吸道感染的护理相似，可参考进行。另外，急性支气管炎患儿的护理还应当注意以下几点：

（1）注意排痰。由于病变范围累及支气管，故会产生大量痰液，因此，应当鼓励患儿多饮水，稀释痰液有利于排出，同时应当教会患儿咳痰。帮助患儿采取舒适的体位，经常帮助患儿翻身，定时为患儿拍背，促进排痰。

（2）注意观察患儿有无缺氧的表现（如气促、口唇发绀等），有条件时为患儿吸氧，并送医院。

五、预防

急性支气管炎的一般预防同急性上呼吸道感染，故可参考之。另外应当注意的是，急性支气管炎反复发作的患儿可接种支气管炎疫苗，在发作间歇期开始注射，每周1次，10次为一疗程，效果显著的患儿可再用几个疗程。

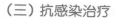
课后思考

1.急性支气管炎和急性上呼吸道感染的临床表现有何不同？

2.预习下一节，你认为急性上呼吸道感染、急性支气管炎、肺炎有什么联系和区别？

第三节　肺炎

肺炎是指由不同病原体感染或者其他因素（过敏、羊水或异物吸入等）引起的肺部炎症。主要表现为发热、咳嗽、呼吸困难等症状。肺炎是我国住院小儿死亡的第一位原因，严重威胁小儿的生命健康，被卫生主管部门列为小儿"四病防治"之一，因此，对于婴幼儿健康从业人士来说，加强对本病的认识及预防十分重要。

👆 **小案例**

娜娜，3岁，一个活泼好动的女孩，父母经常带她去全国各地游玩。3天前，刚从北京游玩回来的她出现了咳嗽的症状，父母以为只是普通的感冒，吃点"头孢"就好了，但娜娜的症状并未好转，她干咳得越来越剧烈，并且出现了高热症状，父母很担心，赶紧带她到医院检查，医生诊断娜娜得了"支原体肺炎"。

问题：

1. 你知道支原体肺炎有什么典型的症状吗？
2. 为什么娜娜吃"头孢"症状没有减轻呢？应该用什么药物治疗？

小儿肺炎的分类方法较多，目前无统一分类标准，常用的是病因分类、病理分类及病程分类。为了能够针对性用药，医生首先可进行病因分类，病因分类主要按感染的不同病原体分为病毒性肺炎、细菌性肺炎、支原体肺炎等。当感染的病原体不明时，医生可以按照病理表现或者病程长短进行分类。

👆 **知识拓展**

婴幼儿易罹患的肺炎类型

支原体肺炎：发热、顽固性的咳嗽，小宝宝可出现呼吸困难。

腺病毒肺炎：主要表现为高热、精神差，频繁干咳。

肺炎链球菌肺炎：冬季多见，严重时可出现发绀，重症感染时可出现休克。

呼吸道合胞病毒肺炎：2岁以下的小儿多见，主要表现为发热与喘憋。

一、支气管肺炎

支气管肺炎是根据病理类型分类的一种肺炎，是累及支气管壁和肺泡的炎症，是儿童期最常见的肺炎类型。一年四季均可发病，其中以寒冷的冬春季节多见。室内通风不

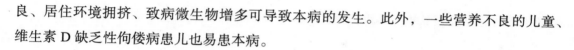

良、居住环境拥挤、致病微生物增多可导致本病的发生。此外，一些营养不良的儿童、维生素 D 缺乏性佝偻病患儿也易患本病。

（一）病因

本病常见于细菌及微生物的感染，欧美发达国家以病毒感染为主，如呼吸道合胞病毒、流感病毒等。发展中国家多以细菌感染为主，其中，肺炎链球菌最为多见，近年来，支原体、衣原体和流感嗜血杆菌有增加的趋势。

（二）临床表现

小儿肺炎多数起病较急，开始主要为"感冒"的症状，表现为精神差、食欲不振、发热、咳嗽、气促。病情一开始咳嗽比较频繁，表现为刺激性的干咳，当病情进一步发展时咳嗽反而减轻，恢复期可有咳痰。气促多在发热、咳嗽后出现，严重者可因缺氧导致口唇紫绀。

👆 知识拓展

小儿的呼吸频率

正常情况下，孩子的年龄越小，呼吸频率就越快。

孩子刚出生时呼吸很快，每分钟呼吸频率可达 40 ～ 60 次，一般在 50 次左右。

小儿在 1 岁以内时，每分钟呼吸频率为 30 ～ 40 次。

小儿在 1 ～ 3 岁时呼吸频率有所减慢，每分钟为 25 ～ 30 次。

一旦呼吸道感染，小儿的呼吸频率会更快，呼吸器官更容易疲劳。因此观察患儿平静时的呼吸频率对小儿呼吸系统疾病的诊断非常有参考价值。

由于肺炎初期的表现与"感冒"类似，所以家长及老师很容易当作普通感冒处理，进而延误治疗时机，造成严重的后果。所以，当发现患儿出现气促、呼吸困难，或者患儿症状比一般感冒严重时，应当考虑患肺炎的可能性，及时将患儿送往医院，或者请有资质的医疗从业者诊治。

（三）治疗

1. 一般治疗

保证室内空气流通、温度适宜，保证充足营养供应，经常变换患儿体位，促进炎症消散。同时注意补充水和电解质。

2. 对症治疗

气道管理、止咳、化痰、平喘，如有需要可进行氧疗；其他系统功能障碍治疗。

3. 抗感染治疗

针对相应的病原体选用相应的抗菌药或者抗病毒药物，一般用药至热退且平稳、全身症状明显改善、呼吸道症状部分改善后 3 ～ 5 天。

(四) 护理和保健

轻症患儿可居家或者在托幼机构护理。护理要求如下：

1. 气道管理

(1) 及时清理干净口鼻分泌物，帮助患儿采取舒适的体位，取半坐位或者抬高床头 30° ～ 60°，以促进炎症消散。经常协助患儿翻身改变姿势，轻拍背部，促进痰液的排出。

✋ 小贴士

如何拍背

拍背时，要将双手掌半握 (成空心状) 置于宝宝背部，沿着脊柱一侧，自腰部向颈部方向，使用三成力度拍打 (注意力度不要过轻，否则无效)，每次 3 ～ 5 轮后，换至另一侧。每天可反复拍打若干次。

(2) 让患儿多喝水，或者应用祛痰药，防止痰液过于黏稠而不易排出。

2. 保证充足的营养

让患儿食用营养丰富且易消化的半流质食物，少量多餐，补充复合维生素 B 及维生素 C。注意补充电解质。

3. 发热时的护理

定时检测体温，当体温超过 38.5℃时应当降温，可采用物理降温法或药物降温。应当注意，患儿退热时会大量出汗，导致水与电解质丢失，所以应当及时为患儿补水与电解质。

4. 患儿周围环境要求

患儿房间应定时通风，保持室内温度及湿度适宜。

5. 密切注意观察病情

肺炎加重时，除呼吸系统症状加重外，当出现以下症状时，表示患儿情况危急，应当及时送医院诊治：

（1）消化系统。严重者会出现中毒性肠麻痹，表现为频繁呕吐、严重腹胀、呼吸困难且加重。重症患儿还会呕吐咖啡样物，大便为柏油样。

（2）心血管系统。当肺炎合并心力衰竭时可有以下表现：突然烦躁不安、明显发绀、面色苍白、呼吸与心率突然加快。

（3）神经和精神系统。烦躁或者嗜睡、瞳孔改变、呼吸节律不规整等。

（五）预防

（1）家庭、托幼机构应当定时打扫卫生，对于婴幼儿经常接触的物品应按时消毒，消灭病原体。

（2）对于易患呼吸系统疾病的婴幼儿，家长等应当注意气候变化，及时为婴幼儿增减衣物，避免感冒着凉。

（3）鼓励婴幼儿适当锻炼，多进行户外活动，增强体质；养成良好的饮食习惯，提高抗病能力；及时治疗感冒等相关疾病，按时接种疫苗，提高免疫力。

（4）教育婴幼儿养成良好的卫生习惯，勤洗手，并教给他们正确的洗手方法。让婴幼儿在打喷嚏时用手或者纸巾捂住口鼻，防止病原体飞溅，从而保护他人。

二、支原体肺炎

支原体肺炎是学龄儿童及青年常见的一种肺炎，婴幼儿也不少见。近年来支原体肺炎有上升的趋势，占小儿肺炎的 10% ～ 20%，流行年份可占 30%。

（一）病因

支原体肺炎是由肺炎支原体感染引起的一种疾病。肺炎支原体是一种介于细菌与病毒之间的微生物，它没有细胞壁结构。

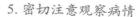 **知识拓展**

非典型性肺炎

非典型性肺炎包括肺炎支原体肺炎、衣原体肺炎、军团菌肺炎、病毒性肺炎等。传染性非典型肺炎又称严重急性呼吸综合征（SARS），是由冠状病毒引起的一种急性呼吸道传染病。临床以发热为首发症状，伴有乏力、头痛、干咳、腹泻、关节肌肉酸痛等症状，严重者出现呼吸窘迫。本病主要通过近距离飞沫传播，传播迅速，病死率高。本病有明显的家庭和医院聚集现象，主要流行于人口密集的城市，农村少见。

（二）临床表现

临床潜伏期为 2 ~ 3 周，症状轻重不一。大多起病不急，有发热、畏寒、厌食、咳嗽、头痛、咽痛、胸骨下疼痛的症状，体温多在 39℃ 左右。咳嗽为本病的突出症状，一般在起病后的 2 ~ 3 天开始干咳，后转为顽固性剧咳，常有黏液状痰液，肺部体征多不明显，甚至全无，少数可闻及干、湿啰音。体征与剧咳、发热等症状不一致，此为本病的特点之一。本病的自然病程自数日至 2 ~ 4 周不等，大多在 8 ~ 12 日退热，恢复期需要 1 ~ 2 周。其中年龄较小的患儿起病急、病程长、病情重。

对于家长及托幼机构的从业者来说，当发现小儿出现高热、剧烈咳嗽时，应想到小儿患支原体肺炎的可能，应及早将小儿送往有资质的医疗机构进行诊治，并做好隔离，防止传染给其他小朋友。

（三）治疗

1. 一般治疗与对症治疗

同"支气管肺炎"的治疗方法。

2. 抗感染治疗

一般选用大环内酯类抗生素，如红霉素、阿奇霉素等。

👆 知识拓展

抗感染药物的选择

在医院里，医生一般通过检测病原体类型来选择相应的药物，盲目使用药物不但起不到治病的作用，反而会因为药物的毒副作用对患儿身体产生危害。比如细菌感染一般会用各种抗菌药，其中，青霉素和头孢都是广谱抗菌药，它们都是通过作用于细菌的细胞壁来杀死细菌。值得注意的是，由于支原体没有细胞壁，故使用青霉素与头孢无效。

3. 做好隔离措施

由于支原体可通过呼吸道传播，所以患儿排出的支原体可造成本病的小范围流行，故需要将患儿进行隔离，并对托幼机构等相关公共场所进行消毒。

（四）护理和保健

护理和保健方法同"支气管肺炎"。

（五）预防

1. 预防传染

由于支原体具有一定的传染性，故应做好患儿的呼吸道隔离，一旦患儿确诊，应当住院或者居家隔离。

2. 其他方法

其他预防方法同"支气管肺炎"。

课后思考

1. 去医院调查一下小儿肺炎的常见病原体有什么变化。引起这种变化的原因是什么？

2. 调查一下你周围有多少孩子感染过支原体肺炎。他们是否接受过治疗？他们是用什么药物治疗的？

第四节　支气管哮喘

支气管哮喘简称哮喘，是儿童期最常见的慢性呼吸道疾病。支气管哮喘是多种细胞和细胞组分共同参与的慢性炎症性疾病，通常出现广泛多变的可逆性的气流受限，并引发相应的症状，比如反复发作的喘息、气促、胸闷、咳嗽等症状，通常在凌晨或者夜间发作或加重，多数患儿可自行缓解或者经治疗后缓解。哮喘可以在任何年龄发病，80%～90%的哮喘儿童首次症状出现在4～5岁以前。哮喘反复发作对患儿生长发育和学习生活会造成很大的影响，且儿童正处于生长发育阶段，哮喘频繁发作可导致患儿出现不可逆的支气管结构性损伤，如支气管狭窄等。此外，支气管哮喘也是当今世界威胁公共健康最常见的慢性肺部疾病，近年来发病率有增长的趋势。因此，正确认识支气管哮喘，并做到对疾病的早期预防对婴幼儿的健康非常重要。

🖐 小案例

小明，男孩，5岁，是光明幼儿园的一名学生。一天突然出现胸闷、呼吸困难，并且不能流利地说话。同学们很紧张，叫来老师。这时，小明的邻居小芳告诉老师：小明以前在家出现过这样的症状，小明的爸爸给他喷了一点喷雾之后，不一会就好了。

问题：

1. 如果你是老师，你知道小明得了什么病吗？

2. 你知道下一步该如何处理吗？

一、病因

支气管哮喘的病因极为复杂，目前尚未完全清楚。其发病机制涉及免疫、神经、精神、内分泌、遗传等因素。患有过敏性疾病者或特应性体质者哮喘的发病率明显较高。此外，如果小儿的父母患有哮喘，则小儿患病风险也大大增加。由于哮喘患儿气道的反应性增高，他们在接触变应原如尘螨、蟑螂、花粉、真菌，或者仅仅是受到冷空气刺激、情绪波动或运动后，就会引起支气管强烈而广泛的收缩（见图5-2），导致哮喘发作。

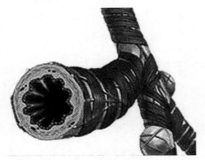 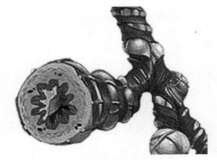

（a）正常状态　　　　　　　　　　　　（b）发病状态

图5-2　正常支气管与哮喘发作时的支气管

二、临床表现

典型症状表现为反复发作的喘息、气促、胸闷或咳嗽，通常在夜间或者清晨发作，突发突止。有些患者可以追溯到变应原或物理刺激史，比如接触了冷空气、花粉、尘螨等，也可能有呼吸道感染史。发作前有打喷嚏、流鼻涕、呼吸困难、胸闷等表现，发作时有呼吸困难等症状，呼气时间延长且伴有高调的喘鸣音。轻症患儿仅有胸部紧缩感，重症患儿呼吸极度困难、说话不流畅、无法躺下。患儿恐惧不安，大汗淋漓，面色青灰。患儿因呼吸困难产生的缺氧会导致患儿发生意识障碍，出现嗜睡甚至昏迷。哮喘的症状是可逆的，经治疗后可迅速缓解。如果经治疗不能缓解，甚至症状加重，则为哮喘危重状态。

 知识拓展

哮喘的不典型症状

有些哮喘患儿发作时缺乏典型的喘息症状，多表现为运动或体力劳动后的乏力、呼吸急促、胸闷。有些患儿仅表现为夜间或者清晨时的咳嗽，且经抗感染治疗后无效。以上患儿经抗哮喘治疗后有效者，应当怀疑哮喘的可能。

三、治疗

哮喘控制和治疗应当尽早开始，治疗原则应当是长期、持续、规范、个体化治疗。急性发作期主要为抗炎、平喘、快速缓解症状；慢性持续期应坚持长期抗炎，降低气道反应性，防止气道重塑，避免危险因素和自我保健。

哮喘的药物治疗包括急性期的缓解治疗和慢性期的药物治疗。缓解治疗药物主要是能快速缓解支气管收缩的药物，如沙丁胺醇、氨茶碱、静脉应用糖皮质激素等；控制药物用于慢性持续期，主要是预防哮喘的发作，需要长期用药，如吸入型糖皮质激素、孟鲁司特等。

四、护理和保健

应当注意的是，哮喘的发作具有突发突止的特征，患儿在发作的间歇期无任何异常，即使在发作期，因为本病具有可逆性，在用药之后也可迅速缓解，而且无传染性，因此不需要联系家长带回家治疗。如果哮喘转为危重状态，则需要尽快联系家长，并及时将患儿送往医院治疗。

（一）哮喘急性发作时的处理

当患儿哮喘急性发作时，应当进行如下处理：

（1）帮助患儿取半卧位或者坐位，这样可以减少患儿呼吸时的阻力。

（2）帮助患儿正确吸入支气管舒张剂，如沙丁胺醇气雾剂等。

👆 小贴士

沙丁胺醇气雾剂的使用方法

沙丁胺醇气雾剂（100ug/喷）一般在出现哮喘发作预兆或者哮喘发作时进行气雾吸入，每次1～2喷，必要时隔4～8小时可以重复使用，24小时内不能超过8喷。在使用前摇匀，嘱患儿缓慢呼吸，对准患儿的喉咙，在深吸气的同时立即按压阀门，使药物充分被患儿吸入，并嘱患儿屏气10秒，使药物充分发挥作用。

（3）当患儿吸入药后，及时帮助患儿拍背，以便于痰液的排出，并嘱患儿做缓慢深呼吸。

（4）安抚患儿，稳定患儿的情绪，尽量满足患儿的合理要求，减少患儿的哭闹。

（5）注意观察患儿的病情，如果患儿出现发绀、大汗淋漓、心率快、血压降低等现象时，则为哮喘危重状态，应当立即送医院就诊。

（二）哮喘发作间歇期及慢性期的护理

（1）环境要求：保持教室与家中环境安静，空气清洁，注意经常开窗通风，室温保持在18℃～22℃为宜，经常打扫卫生及消毒，减少过敏原。

（2）饮食清淡，忌辛辣、油腻及刺激性食物，避免摄入含过敏原成分的食物；保证患儿摄入足量的水分，以降低支气管分泌物的黏稠度，使痰液易于排出。

（3）注意休息，减少剧烈运动，以减少哮喘的发作。

（4）规范用药，仔细阅读药品说明书，注意保质期。慢性期用药时要遵医嘱，按时、按量服用药物，身边常备急性期发作时要用的药物，以备不时之需。

（5）注意患儿的心理疏导，鼓励患儿社交，向患儿解释哮喘的发病原因及防治方法，帮助患儿树立战胜疾病的信心。

五、预防

（一）避免接触及食入过敏原

避免接触过敏原是预防哮喘发作的重要环节，如果托育机构中有哮喘患儿，则不应该放置花草，不应该饲养鸽子、猫、狗等动物，不应该存放有刺激性气味的化学药品，打扫卫生时不应该扬起过量灰尘，不要在患儿面前拍打衣物，室内的物品要及时晾晒，及时除螨。日常饮食中应当注意，海鲜、牛奶、蛋类、韭菜等是常见的过敏原，患儿食用后可能会引起哮喘发作，因此，托幼机构工作人员应当主动向患儿家长了解孩子对哪些食物过敏，一旦确定后，则应禁止患儿食用。

（二）积极预防上呼吸道感染

上呼吸道感染是诱发哮喘发作的因素之一，因此，患儿应当加强体育锻炼，增强抗病能力；嘱患儿少去公共场所，及时接种疫苗，避免暴露在冷空气中；如患儿发生呼吸系统感染，应当及时给予治疗。

（三）常备抗哮喘药物

托幼机构及患儿家中应当常备解痉平喘药物，一旦发现患儿有哮喘早期症状或者哮喘发作时，应当及时给予药物治疗。

（四）合理安排作息，保证充足的休息

合理安排患儿作息，让患儿保持规律作息，保证充足的睡眠。

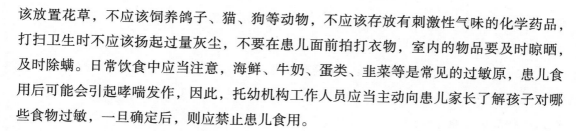

课后思考

1. 上网查询了解近二十年城市和农村婴幼儿哮喘发病率的变化。这种变化说明了什么？

2. 你知道抗哮喘的药物可以分为哪几种吗？各自有什么作用？对于婴幼儿使用哪种药物比较好？

素养园地

中国版儿童哮喘行动计划

2017 年 2 月 19 日，中国版儿童哮喘行动计划在北京发布。该计划推出了纸质版和 App 版两种工具，帮助医患双方共同加强对哮喘急性发作的有效管理，惠及全国 600 多万哮喘患儿。

哮喘是儿童最常见的慢性呼吸系统疾病之一。在我国 600 多万哮喘患儿中，近 30% 没有得到及时诊断，近半数的患儿未能得到有效控制。过去 12 个月的患儿跟踪调查表

明，有 66% 的患儿有过哮喘急性发作，其中约 17% 的患儿不得不选择住院治疗，平均治疗费用达 4 000 元。

"家长对哮喘知识的掌握程度、用药依从性以及定期复查等是影响哮喘控制的重要因素。"国家呼吸系统疾病临床医学研究中心主任申昆玲介绍，研发的 App 工具可帮助患儿进行基于智能手机的峰流速（PEF）测试，将测试结果实时上传到平台，为患儿制定个体化诊疗方案提供标准化依据，改变以往单纯依赖医生评估哮喘控制状况和家庭自我管理缺位的状态，最终实现对哮喘病情的"红黄绿"三色分区动态管理。

哮喘患儿的"红黄绿"三色分区动态管理是发达国家哮喘行动计划采取的通用方案。该方案是根据患儿症状轻重程度（5 岁以上患儿同时依据峰流速测试结果），将患儿哮喘控制状态依次划分为绿色、黄色和红色三个区域，每个区域有具体的评判指标及包括用药调整、是否尽快就医等应对治疗方案，从而帮助患儿家长准确掌握孩子病情，及时发现"黄色警告"采取应对措施，避免出现"红色危险"。

思考：

根据中国版儿童哮喘行动计划中对于不同程度症状哮喘的定义，分别说说如果在托育机构发现不同症状哮喘的孩子时应该采取哪些方法进行初步救治及护理。

同步练习

1. 如何鉴别急性上呼吸道感染、急性支气管炎、肺炎？

2. 如果你是托幼机构负责人，你能为孩子们制定预防呼吸道疾病的课程或活动吗？

3. 可可，6 岁的男孩，昨天下午放学之后下起了雨，由于离家很近，没有带雨伞的他拎起书包冒着大雨就往家跑，回家后他淋了个透心凉。今天早上可可开始发烧，体温最高 38℃，伴有咳嗽，下午可可的病情开始加重，可可感觉全身无力、呼吸困难，体温上升到 39℃，咳嗽加重，伴有咳痰、胸痛。

（1）你觉得可可得了什么病？你为什么这样认为？

（2）你能为可可提供什么帮助呢？

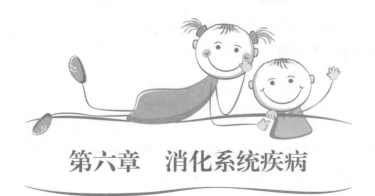

第六章　消化系统疾病

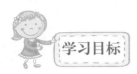

1. 掌握婴幼儿腹泻、急性阑尾炎的表现、预防和护理。

2. 熟悉婴幼儿口炎的表现、预防和护理。

3. 了解婴幼儿口炎、小儿腹泻和急性阑尾炎的病因和治疗要点。

4. 利用所学知识，能有效预防婴幼儿腹泻的发生和传播，给予正确护理，并能对家长进行预防和护理指导。

消化系统疾病是婴幼儿时期的常见病。婴幼儿处于生长发育时期，营养需求旺盛，但消化系统（见图6-1）功能尚不成熟，因此，婴幼儿特别容易患消化系统疾病，对于我们来说，了解婴幼儿各种消化系统疾病的病因，熟悉治疗方法，掌握护理及预防知识对维护婴幼儿健康具有重要意义。

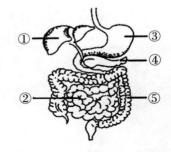

图6-1　消化系统解剖图（部分）
①肝脏；②小肠；③胃；④胰腺；⑤结肠

第一节　口炎

口炎是婴幼儿常见病之一，是指口腔黏膜的炎症。绝大多数口炎都是由感染引起的，通常由各种病毒、真菌、细菌感染导致；也有部分是由于营养因素，如营养不良、慢性疾病消耗、维生素 B 或维生素 C 缺乏导致。此外，一些免疫因素，如免疫缺陷、自身免疫疾病也会导致疾病发生。婴幼儿常见的口炎包括鹅口疮和疱疹性口腔炎等。

小案例

乐乐，3 岁，1 周前因为化脓性脑膜炎入院治疗，经治疗后病情好转。今早主任查房时发现乐乐嘴里长了一个白色的小点，用棉签擦不掉。

问题：

1. 乐乐嘴里的白色小点是什么导致的？这是什么病？

2. 怎么治疗及护理呢？

一、鹅口疮

本病多见于新生儿及婴幼儿，通常是由于白色念珠菌感染所致，表现为口腔黏膜的白色斑膜。婴幼儿免疫力低下，加之有些婴幼儿长期应用抗生素及糖皮质激素，更易感染此病。

（一）临床表现

患儿口腔黏膜表面覆盖有不易擦去的白色小点或小片，如图 6-2 所示，严重者可蔓延至全口腔、咽、喉、气管、支气管，甚至危及生命。斑块界限清楚，周围没有红晕，轻症一般不会有疼痛的症状，无全身反应，但严重者可伴有发热、吞咽困难等。

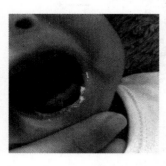

图 6-2　鹅口疮

（二）治疗

本病一般不需要口服抗真菌药物治疗，但要注意口腔清洁，可局部涂抹制霉素和碳酸氢钠溶液，要注意补充维生素 B_2 及维生素 C。

（三）护理和保健

1. 涂药

本病患儿一般涂用制霉素溶液，涂药前要确保口腔清洁，用棉球将病变部位的黏膜表面水分吸干，而后涂药，涂药时应采用滚动式，不要摩擦病变部位，以免造成创面扩大。涂药后让患儿闭口一段时间，以确保药物的充分吸收。

2. 口腔护理

患儿进食后，应当让其漱口，漱口时可用 2% 碳酸氢钠溶液，一般为饭后漱口，每天 2～4 次。鼓励患儿多饮水，保持口腔的清洁及湿润。

3. 一般护理

患儿宜食用流质或半流质食物，切不可食用刺激性食物；保证患儿每日的蛋白摄入，以提高患儿的抗病能力；纠正患儿不良饮食卫生习惯，避免挑食、偏食，养成良好的进食习惯；及时向患儿家长普及相关知识，共同配合，以促进患儿康复。

（四）预防

本病的预防主要是让婴幼儿养成良好的口腔卫生习惯，同时提高婴幼儿的抵抗力。

帮助婴幼儿养成饭后漱口，早晨及晚上按时刷牙的习惯；改掉咬手指及指甲的不良习惯；患儿的毛巾、牙刷、杯子等要定期消毒，专人专用，避免交叉感染；引导婴幼儿不挑食、不偏食，多参加户外运动，提高抗病能力。

👆 **小贴士**

不同年龄段婴幼儿的口腔卫生

1 岁以内的婴儿

此期的婴儿在喂奶后或者用餐后要注意喂食清水，以冲刷口腔内的食物残留，防止造成龋齿，或者用无菌棉棒蘸取清水，轻轻擦拭乳牙进行清理。小儿乳牙萌出后要去看口腔科医生，进行专业检查。

1～2 岁的幼儿

要避免发生"奶瓶龋"，不要让孩子养成含着奶瓶、乳头入睡的习惯。此期孩子已经开始断奶，并开始摄入其他食物，因此更要注意口腔清洁，用餐后要让孩子饮水冲刷口腔，孩子母亲可选用专用的儿童牙刷或者指套牙刷对孩子牙齿进行清洁。

3 岁以上的幼儿

母亲应教给孩子漱口的方法，从清水漱口开始，直到孩子学会了漱口并能吐出漱后液体即可正式使用儿童漱口水漱口，同时也要教会孩子使用牙刷。牙刷应该选用软毛的，最好选用儿童专用牙刷。但要注意乳牙的牙釉质纤薄，刷牙时不要用力过度，以免损伤牙釉质。

二、疱疹性口腔炎

疱疹性口腔炎是单纯疱疹病毒感染所致的疾病，多见于婴幼儿。本病的发生与季节无关，通常由聚集性感染所致。

（一）临床表现

与鹅口疮不同，本病的全身症状较重，发病时患儿发热温度可达38℃～40℃，发热2天后，患儿的口腔颊黏膜、齿龈、舌、唇等部位出现单个或成簇的疱疹，疱疹周围有红晕，破溃后可形成溃疡，溃疡面呈黄白色，疼痛剧烈。触摸患儿的颌下可发现肿大的淋巴结，并伴有触痛。

（二）治疗

1. 对症治疗

患儿发热时可应用退热药物，如布洛芬、对乙酰氨基酚等。患儿口腔疼痛严重时可遵医嘱应用2%利多卡因涂抹创面。

2. 一般治疗

患儿应多饮水，保持口腔湿润，避免食用辛辣、刺激性食物。

（三）护理和保健

患儿疼痛时要按医嘱涂药，发热时要及时降温。其他护理和保健措施可参考"鹅口疮"。

（四）预防

本病为传染性疾病，应尽量避免让婴幼儿去人多的地方，其他预防措施同"鹅口疮"。

🎈 **课后思考**

1. 口炎最常见的种类是什么？有什么典型表现？

2. 为什么抵抗力低下或者长期应用抗生素的婴幼儿会更容易得鹅口疮？

第二节　腹泻病

腹泻病指由于各种因素导致的、以大便次数增多及大便性状改变为特点的消化道综合征。严重者可导致水、电解质及酸碱平衡紊乱。本病是婴幼儿常见病，是造成婴幼儿营养不良、生长发育迟缓甚至死亡的原因之一。

小案例

洁洁，3岁，3天前吃了一个香瓜，第二天晚上开始发烧、恶心、呕吐，昨天开始腹泻，一天腹泻7次，大便呈黄色、稀薄。自患病以来，洁洁食欲不佳，精神差，洁洁的妈妈见状就不让洁洁吃东西了，因为她觉得洁洁吃的多，拉的就多。

问题：

1.洁洁的腹泻最有可能是由哪种病原微生物引起的？

2.洁洁的妈妈做得对吗？为什么？

一、病因

本病病因可分为感染因素与非感染因素。

（一）感染因素

主要由病毒、细菌、真菌、寄生虫等感染引起，其中婴幼儿腹泻的最主要原因为病毒感染，尤其是轮状病毒。

（二）非感染因素

（1）饮食因素。主要是饮食不当，比如摄入食物过量、过热、过凉。此外，食物过敏，体内某些酶的缺乏（乳糖不耐受）也会造成腹泻。

知识拓展

乳糖不耐受

乳糖不耐受是指由于乳糖酶分泌少，不能完全消化分解母乳或牛乳中的乳糖，从而引起非感染性腹泻，又称乳糖酶缺乏症。婴幼儿腹泻后因肠道黏膜受损，会使小肠黏膜上的乳糖酶遭到破坏，导致对乳汁的乳糖消化不良，引起继发性乳糖不耐受性腹泻。特别是轮状病毒性肠炎后，容易继发性乳糖不耐受。母乳和牛乳中的糖类主要是乳糖，未能消化吸收的乳糖被结肠菌群酵解成乳酸、氢气、甲烷和二氧化碳。乳酸刺激肠壁，增加肠蠕动而出现腹泻。二氧化碳在肠道内产生胀气和增加肠蠕动，使儿童表现不安，偶尔还可能诱发肠痉挛，出现肠绞痛。乳糖不耐受患儿食用含双糖（包括乳糖、蔗糖麦芽糖）的食物可使腹泻加重，所以患儿应采用无乳糖配方奶粉喂养。

（2）其他原因。炎症性肠病、药物副作用、气候变化、腹部受凉等。

二、临床表现

在临床上，根据腹泻持续的时间，可将腹泻分为急性腹泻、迁延性腹泻与慢性腹泻，急性腹泻病程一般在 2 周以内，2 周～ 2 个月为迁延性腹泻，2 个月以上为慢性腹泻。

（一）急性腹泻

急性腹泻可分为轻型腹泻与重型腹泻。

（1）轻型腹泻。临床症状比较轻，多表现为胃肠道的症状，如食欲缺乏、呕吐、大便次数增多、大便稀薄且呈黄色或黄绿色，患儿一般没有脱水以及全身中毒症状。此型腹泻一般为饮食因素或肠道外感染引起，多数患儿在几天之内可痊愈。

（2）重型腹泻。起病急、症状重，除了有较重的肠道症状之外，还有明显的脱水、酸中毒、电解质紊乱以及全身中毒症状，比如发热、烦躁、嗜睡、面色苍白、意识障碍，甚至休克。

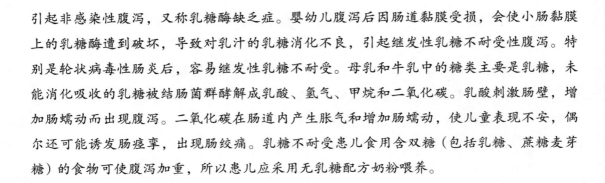 知识拓展

酸中毒：肠道内的液体呈碱性，腹泻时肠液大量丢失，导致体内碱性物质减少，这打破了体内的酸碱平衡，会产生酸中毒。患儿表现为呼吸变得深快、嗜睡、烦躁不安，重症患儿呼出的气体呈烂苹果味道，甚至昏迷。

电解质紊乱：电解质指人体内含有的多种离子，包括钠、钾、氯、钙、镁、磷等，它们在体内参与多种重要的生化反应，对维持人体内部环境稳态起着重要作用。伴随着肠液的大量丢失，肠道内的一些电解质离子也会丢失，钾离子丢失过多造成低钾血症

时，患儿可出现精神不振、肢体无力、肠道蠕动速度减慢等症状，严重者会造成呼吸肌及心肌麻痹而死亡；钙、镁离子丢失过多导致低钙、低镁血症时，患儿可出现手足抽搐，发生惊厥。

（二）迁延性腹泻和慢性腹泻

此类型腹泻的特点是病程长、迁延不愈、病情容易反复、大便性状及次数不稳定，容易造成患儿营养不良、免疫功能低下、感染，严重者可导致死亡。此类型腹泻多是由于急性腹泻未能彻底治愈或者治疗不当造成的。此外，食物过敏、长期应用抗生素、酶缺陷、肠道畸形等都会导致迁延性腹泻及慢性腹泻。

知识拓展

人体的肠道内有大量的益生菌，它们能够帮助分解食物，同时抑制其他致病细菌的生长，长期应用广谱抗生素后，体内的益生菌可能会被杀死，这会导致一些致病性的耐药细菌或者真菌在体内繁殖，造成腹泻。此种腹泻易迁延，症状重且难治。

（三）易引起腹泻的几种常见肠炎

（1）轮状病毒肠炎。轮状病毒肠炎是我国婴幼儿腹泻的最常见原因，是由于感染轮状病毒所致。患儿起病前常有"感冒"症状，起病较急，开始会有呕吐的症状，随后出现腹泻，大便次数增多，且呈黄色或蛋花粥样，严重者可出现脱水、电解质平衡紊乱的症状。本病是一种自限性疾病，预后良好，病程一般在1周左右。

（2）诺如病毒肠炎。该型肠炎容易在集体机构爆发，比如餐馆、学校、托幼机构等，从而造成突发性公共卫生问题。该病以寒冷的冬季多见，主要表现为阵发性腹痛、呕吐、腹泻、发热、头痛、乏力等，严重者可造成脱水、酸中毒、低钾血症等。虽然本病症状比较重，但持续时间短，为自限性疾病，一般1～3天便可自愈。

知识拓展

诺如病毒感染性腹泻

诺如病毒感染性腹泻是在托幼机构、小学、中学，乃至大学、餐馆、社区内，非常容易流行的一种集体爆发的感染性腹泻。感染者发病突然，主要症状为恶心、呕吐、发热、腹痛和腹泻。婴幼儿以呕吐为主，大点的孩子以腹泻为主，严重者可出现脱水症状。每天腹泻4～8次，粪便为稀水便或水样便，无黏液脓血。目前诺如病毒感染性腹泻没有疫苗预防，也缺少特效药物治疗，故以对症或支持治疗为主，一般不需使用抗菌药，预后良好，但却非常容易大面积传染、感染，发生脱水、酸中毒及电解质紊乱是对被感染婴幼儿的最大威胁，因此对于此病而言，防的意义更甚于治。

（3）大肠埃希菌肠炎。本病多在炎热的夏季发生，患儿全身中毒症状比较重，呕吐、大便次数增加，大便呈水样或蛋花粥样，大便黏液增加，有黏液脓血便，严重的甚至会有血水便。大便有特殊的臭味，会伴有脱水、电解质紊乱、酸中毒等，甚至会发生休克。

三、治疗

（一）急性腹泻的治疗

（1）饮食治疗。患儿腹泻时，会从肠道丢失大量的水、电解质以及各种营养物质，因此不能限制食物的摄入，否则会造成患儿营养不良。应强调继续饮食以满足生理需要，补充疾病消耗。食物要根据患儿的疾病类型、年龄以及腹泻特点进行个体化调整，由少到多、由稀到稠，腹泻停止后要逐渐恢复到正常饮食。此外，病毒性肠炎可能导致乳糖酶缺乏，因此，不要食用含有乳糖的奶粉，以减轻腹泻症状。

（2）纠正水、电解质及酸碱平衡紊乱。对于轻度脱水患儿，可按医嘱给予口服补液盐治疗，大便频繁、脱水严重的患儿应及时送往医院进行静脉补液，同时补充钾、钙、镁等电解质及营养物质。

知识拓展

口服补液盐是世界卫生组织推荐的用于治疗急性腹泻合并脱水的一种溶液。它是一种复合制剂，其中包括钠、钾、氯等离子，可以纠正急性腹泻引起的电解质紊乱。

（3）药物治疗。绝大多数婴幼儿腹泻都是由于病毒感染所致，因此，除非合并细菌感染，一般不主张应用抗生素。但症状重、年龄低或伴有明显中毒症状者，应选用抗生素治疗。此外，如果大便中含有大量的脓液或者发现血，此种类型多为细菌侵袭所致，医生一般经验性应用抗菌药治疗，同时进行大便细菌培养，待结果出来之后再对抗菌药进行调整。

（4）其他治疗。口服肠道益生菌，如双歧杆菌；应用肠黏膜保护剂，以阻止病原体对肠道的攻击；补锌治疗。但要注意的是，腹泻患儿应尽量避免应用止泻药物，因为止泻药物会导致肠道蠕动变慢，使得病原体在肠道内生长繁殖，更不利于疾病的恢复。

（二）迁延性腹泻和慢性腹泻的治疗

此型腹泻多伴有营养不良或者其他并发症，因此需要综合性治疗。治疗前应当明确病因，做到对因治疗，切忌滥用药物，尤其是抗生素。积极进行对症及营养支持治疗，促进肠道黏膜修复，增强患儿对营养物质的吸收能力。

👆 小贴士

患儿腹泻如何处理

1. 居家观察

患儿腹泻时大便次数虽然比平时略多，但每天只有 1～2 次；大便的性质较松软，但非稀便；患儿食欲未下降，没有严重腹痛、发热等表现。

2. 医院门诊就诊

患儿大便次数明显增多，每天可达 4～5 次及以上；大便性质变软，为稀便、稀水便，甚至黏液脓血便，伴有腹痛、呕吐、发热等症状。

3. 医院急诊就诊

患儿萎靡不振；腹泻严重，大便呈洗肉水样；呕吐严重，患儿有脱水表现，且无法通过口服补充足够的水分；腹痛明显，伴有发热等症状。

4. 拨打 120 求助

患儿脱水严重，皮肤干燥、眼窝凹陷、脉搏细弱；伴有神经系统症状，如神志不清或惊厥。

四、护理和保健

（一）对症护理

患儿腹泻频繁会导致肛门周围及臀部皮肤红肿破损，对于低龄孩子来说，应当使用吸水性强的纸尿裤，每次便后都要用清水将臀部清洗干净并擦干，若局部皮肤红肿，可外用鞣酸软膏以改善症状。需要注意的是，涂抹软膏时应当用滚动法涂药，避免摩擦造成患儿皮肤破损。如果患儿皮肤破损，应当尽量让破损皮肤暴露于空气中，不要用敷料覆盖，可使用鹅颈灯（也可用白炽灯）照射，每次 15 ～ 20 分钟，促进皮肤干燥，但要注意不要烫伤皮肤。对于女性婴幼儿来说，由于肛门离尿道口较近，更应注意局部皮肤的清洁，以免引发尿道感染。

（二）防治感染

要遵医嘱，监督患儿按时服用药物，做好消毒和隔离措施，患儿的碗筷、杯子、衣服、被子等个人物品应当做好消毒，严格执行专人专用；患儿的粪便也要做好消毒处理，防止污染食物及水源；护理完成后要做好手的卫生，防止交叉感染。

（三）合理饮食

如果患儿没有呕吐症状，则不应当禁食，而应坚持继续喂养，以缩短疾病的恢复时间。患儿应摄入营养丰富、易消化的食物，一旦腹泻停止，应当逐渐恢复摄入营养丰富的正常食物，并且每日加餐一次，持续 2 周。若患儿有呕吐症状，可禁食半天左右，但不要禁水，一旦症状好转，立即逐渐恢复饮食。

（四）密切观察患儿病情

记录患儿大便的次数、性状，必要时拍照或留取标本，并及时反馈给医生；要注意监测患儿的生命体征，如神志、心率、呼吸、血压等，出现异常或症状加重时，如发热、精神不振、四肢无力、心率过快或变慢、呼吸深快等症状，应当及时送往医院诊治。

（五）一般护理

关心呵护患儿，缓解患儿紧张的情绪，适当向患儿解释病情，以提高患儿战胜疾病的信心；主动向家长普及相关知识，消除家长的焦虑，尤其是慢性腹泻，其治疗应当以家庭为主，更应当得到家长的配合。

五、预防

（一）免疫接种

免疫接种是预防轮状病毒肠炎的有效措施之一，在轮状病毒流行的季节，可以选择接种轮状病毒疫苗。

（二）注意饮食卫生

教育婴幼儿注意饮食卫生，不吃刺激性食物、过期食物以及未洗干净的瓜果等。食物应当清洁、新鲜、富含营养，同时也要注意餐具的干净卫生。婴幼儿餐具要专人专用，定期消毒。

（三）养成良好的个人卫生习惯

饭前便后应及时洗手，不要留长指甲，改掉吸吮手指的坏习惯。

（四）合理用药

及时送患儿去医院就诊，不要自行长期服用广谱抗生素，抗生素的使用需要有专业医师的医嘱。

（五）提高抗病能力

引导婴幼儿加强体育锻炼，多参加户外活动，吃饭不挑食、不偏食，教育婴幼儿多饮水，多吃水果和蔬菜。

课后思考

1. 从生理及解剖的角度分析婴幼儿为什么比成人更容易得腹泻病。婴幼儿腹泻最常见的病因是什么？
2. 查资料，了解口服补液盐为什么适用于婴幼儿腹泻。

第三节 急性阑尾炎

急性阑尾炎是一种小儿常见的急腹症，多见于6岁以上的儿童，虽然婴幼儿发病率低，但是年龄越小的孩子症状越不典型，越容易被误诊，越容易加重、恶化，造成坏死、穿孔、弥漫性腹膜炎，甚至威胁婴幼儿生命。因此，对于此病的早发现、早诊断、早治疗非常重要。

👆 **小案例**

小瑞，5 岁，男孩，昨天晚上吃完晚饭后跟小伙伴出门玩，晚上回家后觉得肚脐周围有些不舒服，吃了点治肚子疼的药就早早休息了。凌晨，小瑞疼醒了，疼痛部位也由肚脐周围转移到了右下腹，小瑞的妈妈让小瑞忍一忍，打算天亮了带他去医院看病，但不一会儿小瑞腹痛又加重了，蜷缩在床上，不让人触碰。

问题：

1. 小瑞得了什么病？

2. 为什么疼痛会加重？

一、病因

婴幼儿急性阑尾炎的病因复杂，与多种因素有关。

（一）感染因素

当婴幼儿发生感染如咽峡炎、扁桃体炎等时，细菌可随血流进入婴幼儿的阑尾，引起急性炎症。

（二）阑尾梗阻

婴幼儿的粪便、蛔虫等进入阑尾会使阑尾梗阻，造成阑尾腔内压力增高，阑尾血运障碍、充血水肿，从而导致机体对病原体的抵抗能力减弱，造成急性感染。

（三）神经反射

当婴幼儿因受凉、肠炎或者其他原因造成胃肠道痉挛时，也会引起阑尾反射性痉挛，阑尾痉挛造成血运障碍，阑尾腔变小，使阑尾更容易发生感染及梗阻。

二、临床表现

（一）腹痛

起初是脐周或者上腹部疼痛，几小时后转移到右下腹部。腹痛的特点为持续性钝痛，并伴有阵发性的加重。当阑尾穿孔时可引起弥漫性腹膜炎，此时表现为全腹疼痛、大汗淋漓，触摸腹部坚硬如木板。年龄较大的患儿可准确描述出典型的腹痛表现，年龄较小的患儿往往不能描述出腹痛性质和部位，只表现为哭闹且不让人触摸腹部，因此容易误诊漏诊，造成严重的后果。

知识拓展

腹部各部位疼痛的定位

右上腹痛：属于肝胆区域，注意肝脏、胆囊疾病，以及肺炎，常见病为肝炎。

右中腹痛：属于肾肠区域，注意升结肠病变、肾脏及输尿管疾病，常见病为肠套叠。

右下腹痛：属于回盲区域，注意回肠、盲肠疾病，常见病为阑尾炎。

剑突下痛：属于胃胰区域，注意胃部、胰腺疾病，以及某些心脏疾病，常见病为胃炎。

脐周围痛：属于小肠区域，注意小肠疾病，常见病为寄生虫病。

小腹部痛：属于泌尿区域，注意膀胱和下尿道病变，以及直肠病变，常见病为泌尿系统感染。

左上腹痛：属于脾胃区域，注意胃部、胰腺、脾脏疾病，以及肺炎，常见病为胰腺炎。

左中腹痛：属于肾肠区域，注意降结肠病变、肾脏及输尿管疾病，常见病为肠炎。

左下腹痛：属于结肠区域，注意乙状结肠病变，常见病为便秘、腹泻、疝气。

全腹部痛：注意空腔器官穿孔，实质器官破裂、肿物，以及各种因素引起的腹膜炎。

（二）胃肠道症状

一般只表现在患儿患病的初期，如食欲减退、恶心呕吐。年龄较大的患儿可出现便秘，年龄较小的患儿多为腹泻。

（三）全身表现

患儿往往发热，且随着病情的进展体温快速上升，年龄越小的患儿体温上升越快；随着体温的升高，脉搏也会增快；同时会表现出精神不振、嗜睡、烦躁不安等精神症状。

（四）腹部触诊

当怀疑患儿患有阑尾炎时，应当进行腹部触诊，寻找患儿哪里压痛。患儿一般右下腹固定部位压痛，低龄患儿阑尾的位置靠近脐部，因此压痛点不一定在右下腹，但一般压痛点是固定的。当阑尾穿孔时，会造成腹膜炎，此时全腹压痛并伴有腹肌紧张收缩呈

"板状腹"。

三、治疗

(一) 药物治疗

对于早期阑尾炎，可选用抗生素治疗。若阑尾化脓或者穿孔，应当应用药物保守治疗，待急性炎症退去后再进行手术切除。

(二) 手术治疗

本病的基本治疗原则为早期手术切除，术前应当保证阑尾没有急性炎症，并纠正患儿水、电解质平衡紊乱。

四、护理和保健

一旦怀疑患儿患有阑尾炎，应当立即送往医院进行诊治。在将患儿送往医院之前应当做到以下几点：

（1）禁食。在确诊之前，不要让患儿吃任何东西，以免加重病情。

（2）确定患儿疼痛部位、疼痛性质和程度，以及有无其他症状。

（3）尽量安抚患儿情绪，限制患儿活动，尽量让患儿卧床休息。若患儿发热，应当给予适当的降温措施。

五、预防

本病的预防关键在于管理好卫生以及饮食。

（1）做好个人卫生，勤洗手，勤剪指甲，帮助患儿改掉吮吸手指的不良习惯。

（2）注意饮食。平时养成良好的进食习惯，吃饭要细嚼慢咽，不要暴饮暴食，饭后不要立即活动；要注意饮食卫生，生鲜食物要清洗干净后再食用，不要吃过多的刺激性食物。

（3）提高抗病能力。增加户外活动量，增强体质，预防感染。

🎈 课后思考

1. 为什么婴幼儿急性阑尾炎表现不典型，容易被误诊？

2. 查资料了解切除阑尾对婴幼儿健康的影响。

素养园地

2020 年 9 月，某市托育机构 2 名儿童出现呕吐腹泻症状，之后陆续有多名孩子出现类似症状。接到消息后，该市疾病预防控制中心对该托育机构部分孩子和教师进行了抽样检查。经确认，8 名抽样的孩子感染诺如病毒。园内抽样的门把手、书桌及玩具样本，未检测出诺如病毒。几天后，该市教育局下发通知，本市所有托育机构全部开展消杀，消杀工作结束后，各托育机构陆续恢复运营。

思考：

除了诺如病毒，还有哪些病原体会导致婴幼儿群体性腹泻？在实际工作中，托育机构应该怎样预防婴幼儿消化系统疾病？工作人员应该养成什么样的工作理念呢？

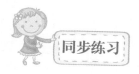 **同步练习**

1. 婴幼儿腹泻和急性阑尾炎早期表现非常相似，你能对二者进行鉴别吗？如果不能及时鉴别，你该怎么做呢？

2. 俗话说"病从口入"，对于消化系统疾病更是如此，那么，你知道吃进去的不同病原体会对婴幼儿造成什么损害，并各有什么不同表现吗？

3. 晓冬，4 岁，男孩，昨天跟爸爸去海鲜大排档进餐，今天早上晓冬出现了肚子疼和拉肚子的症状，妈妈给他吃了治疗拉肚子的药物，但晓冬的肚子却疼得越来越厉害了，按压肚脐周围疼痛更会加重，晓冬的妈妈赶紧把他送往医院治疗。

（1）你觉得晓冬得了什么病？

（2）如果不能及时鉴别，你觉得医生会给晓冬做什么检查呢？

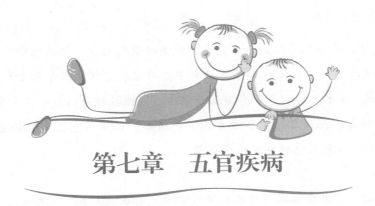

第七章 五官疾病

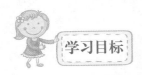 **学习目标**

1. 掌握婴幼儿急性中耳炎、龋齿、结膜炎、近视的预防和护理。

2. 熟悉婴幼儿急性中耳炎、龋齿、结膜炎、过敏性鼻炎的表现、预防和护理。

3. 了解婴幼儿五官性常见病的病因。

4. 利用所学知识，能预防和在早期发现婴幼儿五官性疾病，给予正确护理，并能对家长进行预防和护理指导。

五官指的是眼、耳、口、鼻、舌。这些器官与外部环境直接接触，易受到损害，婴幼儿皮肤黏膜稚嫩，对外在病原微生物的抵抗能力较弱，更容易受到侵害。这些器官构成了一个人的外貌，其损害对于婴幼儿日常学习与生活、心理健康、未来人生轨迹都会有很大的影响。婴幼儿常见的五官疾病有龋齿、急性中耳炎、过敏性鼻炎、结膜炎、近视等。

第一节 龋病

龋病是一种婴幼儿常见病和多发病，如图 7-1 所示，一般在学龄前期最为多见。本病以细菌感染为主要原因，牙体硬组织发生慢性进行性破坏，患儿会因为牙痛而导致食欲下降，从而使得营养摄入不足，严重者甚至会影响生长发育。

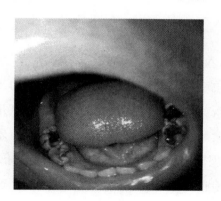

图 7-1　龋病

👆 **小案例**

云云，3 岁，每天晚上都要吃点心，吃完后也不刷牙就直接睡觉了。今天中午他吃冰激凌的时候突然觉得牙疼，到医院就诊，医生说云云长了龋齿，要"补牙"。

问题：婴幼儿如何做才能不长龋齿呢？

一、病因

（一）营养及饮食因素

婴幼儿时期一些维生素和矿物质的缺乏会导致牙釉质发育不良，如钙、磷、维生素 B_1 和氟摄入不足就容易造成龋齿。此外，婴幼儿喜欢摄入甜食，这些碳水化合物会给牙齿菌斑中的细菌提供能量，细菌生长代谢会产生有机酸类，这些有机酸长期滞留在牙齿表面，会破坏牙釉质。

（二）细菌

牙齿菌斑中的许多细菌如变形链球菌、乳酸杆菌等，会使食物残屑和糖类发酵产生酸类并溶解牙釉质，形成龋齿。

（三）牙齿因素

牙齿的形态结构与龋齿有着密切的关系，凹沟多的牙齿容易滞留细菌及食物残渣，刷牙时不容易清除，此外婴幼儿的乳牙矿化程度不够成熟，故容易发生龋病。

二、临床表现

本病的病变一般由浅入深逐渐加重，如图7-2所示。一开始病变只局限于牙釉质，表现为牙齿表面有褐色或黑色的小点或斑块，此时婴幼儿没有临床症状，只有在做口腔检查的时候才会被发现。当病变侵及牙本质的时候，患儿才会对冷、热、酸的刺激比较敏感，吃这些食物时会感到牙痛，当刺激消除的时候，牙痛的感觉会持续一段时间后才慢慢消退，此时会出现比较深的龋洞。当病变影响到牙髓的时候，患儿对冷、热、酸、甜的刺激更加敏感，检查口腔时会发现很深的龋洞，严重者会导致牙髓炎甚至牙髓坏死。

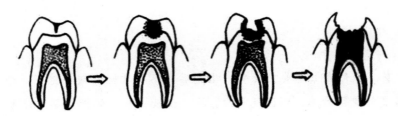

图7-2　龋病进展

三、治疗

龋齿不会自己愈合，未经治疗的龋病只会进一步加重，而且龋病是一种细菌感染疾病，如果龋病侵及牙髓，就会引起牙髓炎、牙根炎，甚至造成牙齿功能丧失。此外，慢性感染也会留下病灶，造成关节炎、肾炎、心肌炎等。

（一）药物治疗

用化学药物（首选氟化物）溶蚀病损部位进行治疗。该疗法适用于病损不深的浅龋。

（二）窝沟封闭

牙齿表面布满窝沟，用复合材料将其填充可以阻止细菌、食物残渣进入。主要适用于较浅的龋病。

（三）牙齿修复

适用于较深的龋病。主要方法是牙齿填充术和预成冠修复，前者主要是将龋齿的病损部位清除干净，而后用填充材料进行填补，以达到阻止龋病继续发展、恢复牙齿外形和功能的目的；对于大面积且病变较深的龋病，则可采用预成冠修复的方法。

四、护理和保健

（1）平时注意婴幼儿的口腔卫生。教育孩子每天都要刷牙，勤漱口，对于年龄较小的幼儿，要注意勤做口腔护理，尤其是饭后口腔卫生。

（2）注意不要让患儿食入过多冷、热、酸的食物，防止刺激牙齿，加重病情。

（3）做好家长的教育工作，要引起婴幼儿家长对此病的重视，如发现孩子有龋齿，要及时通知家长带孩子去医院就诊。

五、预防

龋病的关键在于预防，预防的关键在于养成良好的口腔卫生习惯。

（一）刷牙

刷牙是防止龋病最有效的方法，儿童与成人不同，乳牙矿化相对不全，容易受到外界伤害而形成龋齿，因此要给儿童选择合适的牙刷并教会其正确的刷牙方法。牙刷一般选择小儿专用的软毛、小头牙刷，防止对其牙齿及口腔造成伤害；刷牙一般采用巴氏刷牙法。一般每天刷牙 2 次，早晚各一次。需要注意的是，口香糖只能改善口腔气味，不能去除牙齿上的牙菌斑，因此不能代替刷牙。

🖐 **小贴士**

巴氏刷牙法

（1）选择软毛牙刷，牙刷与牙齿呈45°角（见图 7 - 3），牙刷在牙齿上、下轻轻颤动，颤动幅度为 1 ～ 2 毫米。一般以 2 ～ 3 颗牙为一组，一组颤动 8 ～ 10 次。不要用拉锯式的横刷法，以免长此以往造成牙齿的缺损。

（2）刷牙时也要注意清理牙齿内侧面，方法同上。

（3）牙龈和牙齿中间的"牙龈沟"也要清洁到位，因为这个地方是卫生死角，所以在清洁时需要特别关注。

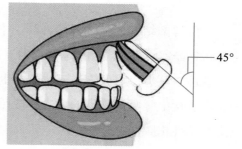

图 7 - 3 巴氏刷牙法

（4）在刷牙齿的咬合面时，牙刷与牙面保持垂直，可稍用力前后来回刷。

（5）每次刷牙时间不得少于 3 分钟，否则难以保证刷牙的效果。

（二）口腔卫生与牙齿保健

教育孩子养成勤漱口的习惯，防止口腔内食物残渣聚集，尤其是睡觉前以及饭后。此外，要求孩子睡觉前不要再吃东西，否则食物残渣会残留在口腔中，造成口腔内细菌繁殖，引发龋病；孩子的牙齿处于发育时期，应该养成合理膳食的习惯，平时注意补钙及维生素 D，多晒太阳，以保证牙齿正常钙化；与恒牙相比，乳牙比较脆弱，因此要教育孩子爱护牙齿，不要去撕咬坚硬的食物，以免造成牙齿损伤；加强与医院的联系，定期做口腔检查，一般为每半年检查一次，龋病的早发现、早治疗极为关键。

（三）其他措施

氟化物对牙齿矿化极为重要，对于氟缺乏地区的小儿，应适当补充氟化物，如使用含氟牙膏、含氟漱口水等可以有效预防龋齿的发生，但高氟地区不应使用。此外，对于牙齿发育时期的婴幼儿可进行窝沟封闭，即将窝沟封闭材料涂于牙冠的咬合面形成一层保护屏障，以防止食物残渣嵌入及细菌的侵蚀，从而增强牙齿的抗龋能力。

🎈 课后思考

预防龋齿发生最重要的手段就是按时刷牙，注意口腔卫生。市场上的牙刷、牙膏琳琅满目，课后请查阅资料或者调查一下哪种牙膏和牙刷比较适合婴幼儿。

第二节　急性中耳炎

按照解剖结构分类，耳由外耳、中耳、内耳三部分构成，外耳包括耳郭与外耳道；中耳包括鼓室、鼓膜、咽鼓管和听骨；内耳包括耳蜗、前庭、半规管。

急性中耳炎，顾名思义，就是发生在中耳黏膜的急性炎症，多见于冬春季节，发病前常有急性上呼吸道感染的病史。按照炎症的性质，急性中耳炎可分为急性非化脓性中耳炎与急性化脓性中耳炎。

👆 小案例

晓月，4 岁，最近几天"感冒"了，一直在咳嗽、流鼻涕。今天早上起床后感觉右

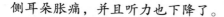

侧耳朵胀痛，并且听力也下降了。

问题：

1. 晓月可能得了什么病？是由什么原因引起的呢？

2. 该病应该如何防治？

一、病因

本病病原体为细菌，多见于肺炎链球菌、葡萄球菌等。感染途径主要有以下两种：

（一）外耳道鼓膜途径

一般见于游泳或洗澡的婴幼儿，污水进入外耳道并突破鼓膜进入中耳，造成中耳急性炎症。

（二）咽鼓管途径

婴幼儿的咽鼓管比较平直，当发生急性上呼吸道感染时，细菌经过咽鼓管进入中耳，造成中耳炎。尤其是不正确的擤鼻涕方式更容易造成咽部细菌进入中耳。

🖐 小贴士

擤鼻涕时，患儿应当首先用手指堵住一侧的鼻孔，而后用力将对侧鼻孔内的鼻涕清理出来，之后使用同样的方式，清理另外一侧鼻孔内的鼻涕。擤鼻涕一定要两个鼻孔交替进行，切记不可以同时进行，否则容易将病菌从咽部经咽鼓管"推"入中耳，造成急性中耳炎。

二、临床表现

（一）急性非化脓性中耳炎

此病发病前常有急性上呼吸道感染病史，而后出现耳痛，用手电筒观察耳道可发现鼓膜充血，但鼓膜完整，一般不会流脓。

（二）急性化脓性中耳炎

发病前也会有急性上呼吸道感染的病史，伴有耳痛，但全身症状较重，多有发热、疲倦、食欲减退等症状，患儿可出现听力减退。当脓液突破鼓膜时，可见脓液从外耳道流出，脓液流出后，发热等全身症状可减轻。

三、治疗

（一）急性非化脓性中耳炎

可局部或全身应用止疼药物，如使用苯酚滴耳剂滴耳或者口服布洛芬治疗；鼓膜充血者可应用减充血剂滴耳。若诊断明确或无并发症，可不使用抗生素治疗。

（二）急性化脓性中耳炎

要做好耳道清理工作，及时切开鼓膜引流中耳脓液；局部应用抗生素滴耳剂滴耳，严重者要口服或静脉滴注抗生素 1 周以上。

四、护理和保健

（一）对症护理

对于怀疑得急性中耳炎的婴幼儿，要及时送往医院治疗，以免耽误病情；对于患儿，要保持外耳道清洁，尤其是流脓者，要经常为其清理外耳道，可用双氧水进行擦拭；要按医嘱及时给予药物治疗，按时、按量给药，直到症状消失 5 天之后才可停药。此病一定要彻底治愈，以免转成慢性，影响孩子终生。

（二）一般护理

给婴幼儿洗头、洗澡或者其游泳时要注意戴好耳塞等护具，防止污水进入耳道造成感染加重；婴幼儿感冒流鼻涕时，教会其正确擤鼻涕的方法，防止炎症经咽鼓管蔓延；平时注意婴幼儿饮食，避免食用过硬的食物，以免因用力咀嚼食物造成疼痛加剧；减少患儿活动量，多休息；流脓患儿睡觉时要让患侧耳朵朝下，以利于脓液流出。

五、预防

（1）积极锻炼，预防感冒。本病多是由于上呼吸道感染引起的，因此，预防急性上呼吸道感染可以有效预防急性中耳炎的发生。平时要积极带孩子参加体育锻炼，增强体质，保证充足的睡眠，多喝水，流感季节不要带孩子去人员聚集的地方。

（2）教会孩子正确擤鼻涕的方法，不要捏住两侧鼻孔用力擤鼻涕，防止感染扩散。

（3）避免污水流入耳道。洗浴时要注意堵住孩子耳道，若污水进入，可让孩子头部侧向进水一侧耳朵，使水流出，而后用干净棉棒蘸干水分。

（4）不要给婴幼儿掏耳朵，耳垢一般不需要人工采出，大部分可自行脱落。但若耳垢形成硬块，应及时前往医院处理。

1.根据表现和发病机制的不同，中耳炎可以分成哪几种类型？各自有什么特点？

2.从多个角度分析为什么婴幼儿容易得中耳炎。

第三节　过敏性鼻炎

过敏性鼻炎是指婴幼儿鼻黏膜接触过敏原后引起的一种变态反应性疾病，表现为鼻痒、打喷嚏、流鼻涕等，查体可发现鼻黏膜红肿。按照发病的时间，过敏性鼻炎可分为季节性过敏性鼻炎和常年性过敏性鼻炎。

 小案例

芳芳，3岁，女孩，今早天气突然变冷了，妈妈从柜子里拿出了去年冬天的衣服给她穿上，芳芳穿上后不一会就开始觉得鼻子痒，流清鼻涕，打喷嚏。妈妈很困惑：孩子刚才起床还好好的，怎么这么快就"感冒"了呢？

问题：

1.你觉得芳芳得了什么病？

2.芳芳得病的原因是什么呢？

一、病因

本病和遗传因素以及环境因素都有关系。不少婴幼儿本身是过敏体质，当接触室内的尘螨，或动物皮屑、毛发、羽毛等过敏原后就会发病，此为常年性过敏性鼻炎；在春季，鲜花盛开，空气中漂浮有花粉，有些婴幼儿接触花粉后会出现过敏性鼻炎的症状，此为季节性过敏性鼻炎。

二、临床表现

打喷嚏、鼻痒、鼻塞、流清水样鼻涕是过敏性鼻炎的四大症状，其中季节性过敏性鼻炎还会有眼痒和结膜充血。鼻涕一般为清水样，但也可因鼻塞或继发感染而变得黏稠。相对来说，季节性过敏性鼻炎一般鼻塞比较严重，有些患儿还可能并发过敏性鼻窦炎、支气管哮喘等。

三、治疗

（1）避免接触过敏原，如尘螨、动物毛发、花粉等。

（2）药物治疗。主要是对症治疗，可用鼻黏膜减充血剂、抗炎及抗过敏药物等。

四、护理和保健

（一）对症护理

教会患儿正确擤鼻涕的方法，定时用温水清理鼻腔，帮助患儿按医嘱对鼻腔滴药等。

（二）一般护理

婴幼儿的活动区域最好不要有鲜花、猫、狗、鸽子等，经常晾晒衣被，灭杀螨虫，切断婴幼儿与过敏原接触的途径；婴幼儿居所经常通风，保持空气清新，但在花粉较多的季节尽量不要让花粉进入房间，出门时要戴好口罩；饮食要忌辛辣，少吃生冷、油腻以及其他刺激性食物。

（三）注意观察病情

一旦发现婴幼儿出现呼吸困难、反应差等严重表现时，要及时送往医院就诊。

五、预防

本病的预防首先要做的就是确定过敏原，而后针对不同的过敏原采取预防措施，同时加强体育锻炼，提高免疫力，防止继发感染。

（一）尘螨过敏

尘螨主要栖息在温暖潮湿的环境里，特别是家居卧室中，如床褥、沙发、地毯中都

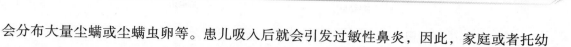

会分布大量尘螨或尘螨虫卵等。患儿吸入后就会引发过敏性鼻炎，因此，家庭或者托幼机构要做好卫生工作，床单、被褥要及时晾晒。

（二）花粉过敏

对花粉过敏的婴幼儿在花粉较多的季节尽量不要前往公园等花卉较多的地方，不得不出去时要做好防护措施。

（三）动物毛发过敏

家中或者托幼机构不要饲养宠物，如鸽子、狗、猫等，平时婴幼儿也不要接触这些动物。

（四）冷空气过敏

患儿冬天尽量少进行户外活动，出门要注意保暖，戴好口罩。

课后思考

1. 过敏性鼻炎分为哪几种类型？如何预防此病的发生？
2. 过敏性鼻炎、哮喘和其他过敏性疾病联系紧密，你知道为什么会这样吗？

第四节　结膜炎

结膜炎，顾名思义就是结膜的炎症反应，根据病因可分为细菌性结膜炎、衣原体结膜炎、病毒性结膜炎等。大多数结膜炎通过接触传播，患儿揉眼睛后，手上会留有病原体，跟其他小儿握手后可将手上的病原体传给他人，而后被传播的小儿揉眼睛时会将病原体带入眼中。

小案例

露露，3岁，女孩。最近几天，幼儿园里很多小伙伴都出现了眼睛发红、流泪、怕光的症状。今天露露也没能幸免。露露的妈妈赶紧带她去医院，医生诊断露露得了结膜

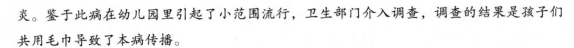

炎。鉴于此病在幼儿园里引起了小范围流行，卫生部门介入调查，调查的结果是孩子们共用毛巾导致了本病传播。

问题：

1. 结膜炎有什么症状？

2. 结膜炎是如何传播的？

一、病因

对于婴幼儿来说，结膜炎的病原体主要为细菌和衣原体，前者主要为流感嗜血杆菌、肺炎链球菌、金黄色葡萄球菌等，后者多见于沙眼衣原体。

二、临床表现

（一）急性细菌性结膜炎

本病的潜伏期多在 2 天左右，一般为单侧发病，而后蔓延至对侧，也可以双侧同时发病。开始可有眼部不适、异物感、刺痛、怕光，而后出现结膜充血、分泌黏液增多，重者出现脓液甚至出血。婴幼儿早晨起床后上下睫毛可被分泌物粘住造成眼睛无法睁开。

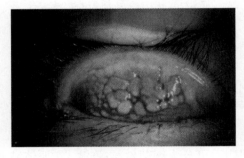

图 7-4 沙眼

（二）沙眼

潜伏期为 1～2 周，急性期表现为怕光、痒感、流泪、眼部不适、分泌物增多等症状，查体可发现结膜充血、结膜表面粗糙不平且伴有滤泡、眼睑红肿等症状，如图 7-4 所示。耳前淋巴结可触摸到肿大。

三、治疗

（一）对症处理

眼部分泌物较多时，可用生理盐水或者硼酸溶液冲洗分泌物，防止粘连或造成二次感染。

（二）药物治疗

一般选用敏感的抗菌、抗衣原体或抗病毒滴眼液。若病情严重，可口服或者静脉滴注药物。

四、护理和保健

（一）对症护理

一定要按医嘱及时给予滴眼药或者眼膏，药物一定要专人专用，滴药时要小心，切勿伤到患儿眼睛；及时为患儿清理结膜分泌物，一般用温清水清洗，有条件者可使用生理盐水或者 2% ～ 3% 的硼酸溶液；清理完成后，不要用纱布包扎眼睛，以免分泌物无法流出而造成感染加重。

（二）关注病情发展

注意观察病情，若症状加重，及时送往医院处理，以免延误治疗，造成失明。

（三）做好隔离措施

结膜炎是传染性疾病，尤其是细菌性结膜炎传染性极强，极易造成托幼机构内的爆发，因此，做好患儿隔离极为重要。患儿用过的毛巾、脸盆等生活用品，一定要做好消毒，避免与他人混用；为患儿护理完成后，一定要洗手，防止交叉感染；若患儿只是一侧眼睛患病，应告诫患儿不要用手揉眼睛，以免造成健侧眼睛受累。

（四）一般护理

患儿饮食宜清淡，忌食辛辣食物，若出现怕光、流泪症状，出门时一定要佩戴墨镜，防止灼伤眼睛。若无必要，不建议出门，最好在家静养至疾病恢复。

五、预防

本病的预防措施主要是注意用眼卫生，应当教育婴幼儿勤洗手，不要随便用手揉眼睛。另外，婴幼儿的日用品如肥皂、毛巾等应专人专用。

 课后思考

1. 根据病原体的不同，结膜炎可以分为哪几种类型？

2. 各种结膜炎应如何治疗？

第五节　近视

　　近视通常是学龄期儿童和青春期的中学生易患的疾病，随着手机、平板电脑等电子设备的普及，越来越多的孩子成了近视的受害者。对于婴幼儿健康工作者来说，正确认识近视的发病原因、了解幼儿近视的类型、积极预防近视发生能够有效降低近视的患病率，促进幼儿身心健康。

小案例

　　乐乐，3岁，是个小宅男，平时非常喜欢用爸爸妈妈的手机看动画片，一看就是2个小时。最近，妈妈发现乐乐看东西时老喜欢眯着眼睛，昨天幼儿园体检，老师告诉妈妈乐乐有点近视，需要佩戴眼镜。

　　问题：

　　1. 你知道幼儿发生近视的原因吗？

　　2. 如何预防近视？

一、病因

　　幼儿在眼调节放松的状态下，外界的平行光进入眼内，其焦点正好落在视网膜上，形成清晰像，此为正视；若焦点无法落在视网膜上，则称为非正视，若落在视网膜之前，就是我们所说的近视。近视可分为轴性近视与屈光性近视，前者是由于眼球前后径过长引起的，后者是由于角膜或者晶状体曲率异常引起的。绝大多数近视患儿的病因属于后者。

　　幼儿长时间盯着近处的电子屏幕，晶状体长期处于放松状态，时间久了会导致晶状体视远物调节能力不足，远处光线落在视网膜之前，导致物像模糊。此外，近视与遗传因素、营养物质缺乏等也有很大的关系。近视患儿看远处物体时物象会落在视网膜前方，戴上凹透镜后近视状态被矫正，如图7-5所示。

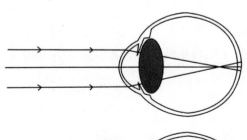
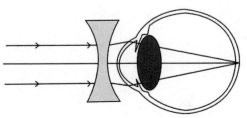

图7-5　近视及矫正

二、临床表现

近视最典型的症状就是视远物模糊，导致患儿看远处物体时必须要眯起眼睛，用眼时间久了容易疲劳。患儿通常有看东西有重影、怕光、眼干、眼痒、流泪、头疼等症状。严重者会出现飞蚊症、视物变形、眼睛外斜视。检查时会发现眼睛变突、眼轴变长，严重的甚至会有眼底损害。

🖐 知识拓展

真性近视与假性近视

真性近视和假性近视的裸眼视力都会降低。假性近视是由于用眼过度致使睫状肌持续收缩痉挛造成的，一般可通过散瞳验光检查，使用阿托品凝胶或托吡卡胺等散瞳剂滴眼充分散大瞳孔后，使麻痹痉挛的睫状肌完全放松。假性近视眼者的视力可恢复至正常。而真性近视不能够通过散瞳缓解。假性近视如果得不到及时治疗会发展为真性近视，因此一旦发现孩子视力下降，要及时去医院进行检查，以免延误病情。

三、治疗

（一）佩戴眼镜

当近视超过 200 度时就会影响幼儿的学习和生活，应当佩戴眼镜进行矫正。眼镜一般包括镜架眼镜、隐形眼镜与角膜塑形镜。镜架眼镜经济、方便且容易调整参数，建议患儿首选此种眼镜；幼儿处于生长发育阶段，眼镜各种参数需不断调整，因此隐形眼镜不推荐使用，且幼儿自制力较差，眼睛抗病力较弱，此种眼镜佩戴方法不正确容易发生感染；角膜塑形镜是一种新型眼镜，可延缓眼轴长度进展和度数增长，其缺点与隐形眼镜一样，是否佩戴此种眼镜需要专业医师综合判断。

（二）手术治疗

18 岁以上成年人才考虑手术治疗，幼儿不推荐。

四、护理和保健

（1）限制幼儿玩手机及其他电子设备的时间，多带幼儿进行户外活动，接触大自然，看一些色彩鲜艳、色调柔和的物品，让幼儿进行视觉锻炼，促进视力发育。

（2）监督患儿佩戴眼镜，及时为患儿调整眼镜，确保佩戴舒适性。

（3）定期为幼儿检测视力，若发现异常，及时前往医院就诊。

五、预防

（1）控制手机、电脑等电子设备的使用时间，使用电子产品 40 分钟后要远眺 10 分钟，使眼睛适应视远物并得到充分休息；电子设备要首选有护眼功能的。

（2）控制用眼距离，帮助幼儿养成良好的看书习惯，眼睛距书本要超过 33cm，每次看书学习时间不要超过 45 分钟，长时间看书后要记得让幼儿远眺几分钟；不要躺在床上或者在晃动的车上看书或玩手机；晚上学习时要保证充足的光照，避免在较暗的光线下学习。

（3）教会幼儿正确做眼保健操，每天按时做。

（4）保证充足的睡眠，对于幼儿来说，每天要保证 8 个小时以上的睡眠时间。

课后思考

1. 对于幼儿来说，近视是由什么原因引起的？课后查阅资料了解具体发病机制。

2. 幼儿头围小，且正处于生长发育过程中，因此佩戴眼镜多有不便，你能够设计一种眼镜解决这一问题吗？

素养园地

为认真贯彻落实习近平总书记关于儿童青少年近视防控系列重要指示批示精神，落实《关于全面加强和改进新时代学校卫生与健康教育工作的意见》《综合防控儿童青少年近视实施方案》和《儿童青少年近视防控光明行动工作方案（2021—2025 年）》的要求，加强和改进新时代儿童青少年近视防控工作，教育部分两批认定了 46 个全国儿童青少年近视防控改革试验区。各改革试验区不断探索实践，积累了一批可复制、可推广的改革举措和经验做法。

思考：

请查找相关试验区进行的工作，总结儿童青少年近视预防的工作经验，并思考这些经验对预防儿童近视有什么借鉴意义。

同步练习

1. 课外查找资料，简述近视与远视的病理机制有何不同。

2. 除了结膜炎与近视外，你还知道婴幼儿其他眼部疾病吗？遇到这些疾病该如何处理呢？

3. 人的五官解剖结构比较复杂，有些部位十分脆弱，容易受到损害，从而影响身体功能和外貌。现代人对于五官的要求越来越高，不但要求功能正常，而且对外形也有"严苛"的要求。你能为婴幼儿制定一套保护及保养五官的方案吗？

4. 壮壮，5 岁，是个小宅男，患有过敏性鼻炎，父母怕他犯病，一般不让他出门玩耍。壮壮每天的生活就是白天在幼儿园上学，晚上回家看动画片，而且看动画片时还特别喜欢吃甜点，这让他的口腔卫生很糟糕。这两天壮壮的妈妈发觉壮壮看东西总喜欢眯着眼，这引起了妈妈的警觉，赶紧带他去医院检查视力。

（1）除了视力问题，你觉得壮壮还可能患有哪些五官疾病？

（2）如果你是幼儿园老师，你打算如何帮助壮壮？

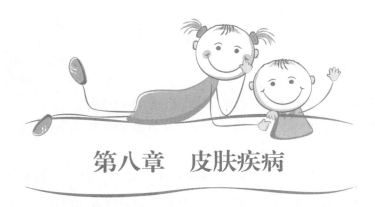

第八章 皮肤疾病

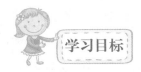
学习目标

1. 掌握婴幼儿湿疹、痱子、荨麻疹的表现、预防和护理。

2. 熟悉婴幼儿接触性皮炎的表现、预防和护理。

3. 了解婴幼儿湿疹、痱子、荨麻疹、接触性皮炎的病因和治疗要点。

4. 利用所学知识，能预防和在早期发现婴幼儿皮肤性疾病，给予正确护理，并能对家长进行预防和护理指导。

皮肤是人体最大的器官，约占人体重量的 16%。它覆盖在身体最外层，具有保护身体、维持体温以及排泄等功能。按照解剖结构，皮肤可分为表皮、真皮、皮下组织以及附属器等。表皮位于皮肤最表层，由角化的复层扁平上皮构成，细胞之间联系紧密，构成皮肤最为坚韧的部分。真皮主要由结缔组织构成，包括胶原纤维、弹力纤维、基质、神经、血管、淋巴管、肌肉等。另外，毛囊皮脂腺、汗腺等也位于真皮层。皮下组织由疏松的结缔组织以及脂肪小叶组成，婴幼儿皮下组织含脂肪较多，年龄越小的幼儿，皮下脂肪中所含的脂肪酸越多。脂肪酸凝固点很低，当环境温度降低时，脂肪酸容易凝固，凝固的脂肪酸压迫周围血管阻断血运，严重者会造成皮肤坏死，形成"冻疮"。附属器包括毛发、毛囊、皮脂腺、汗腺、指甲等。婴幼儿皮肤纤薄，皮下血管丰富，容易受到伤害，且由于机体抵抗能力较弱，故感染时容易扩散。

第一节 湿疹

湿疹是一种由于多种因素引起的与变态反应有关的皮肤病变（见图8-1）。以婴儿湿疹最为多见。湿疹患儿会发生其他过敏性疾病，如支气管哮喘、过敏性鼻炎等。

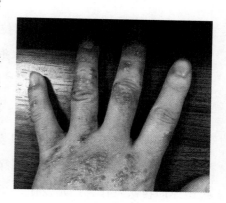

图8-1 湿疹

小案例

云云，3岁，过年和父母一起回到了爷爷家，由于冬天村里没有暖气，云云在爷爷家这几天一直没有洗澡。昨天妈妈睡觉时发现云云一直很烦躁，不停用手搔抓胸前和前臂。妈妈解开云云的衣服发现云云的皮肤有大片红色的斑疹，上面有不少丘疹，由于云云的搔抓，不少地方已破溃并渗出了液体。

问题：

1. 云云的皮肤出现了什么问题？云云妈妈该如何处理？

2. 云云在生活中如何做才能避免此种情况的发生？

一、病因

（一）外部因素

婴幼儿发病常见于外部因素，多与过敏有关。对某些食物过敏的婴幼儿如食用海鲜、鸡蛋、牛羊肉等可引起湿疹。

（二）内部因素

对于一些慢性疾病患儿，如扁桃体炎、寄生虫病、龋齿等也可引起湿疹。此外，本病的发生与精神因素（如紧张）及遗传因素（过敏体质）也有关系。

二、临床表现

本病根据病程可分为急性湿疹、亚急性湿疹、慢性湿疹，各类湿疹的临床表现如下：

(一)急性湿疹

好发于面部、手、前臂等部位,多为对称性分布,皮疹呈多形性,表现为红斑基础上的针尖大小的丘疹、疱疹、水疱等,可融合成片状,边界不规则。患儿有剧烈痒感,年幼者烦躁不安,搔抓可形成糜烂面,重者会有溃烂、流黄水、结痂。

(二)亚急性湿疹

亚急性湿疹是由于急性湿疹处理不当迁延造成的,表现为渗出减轻,皮疹呈暗红色,可有轻度浸润。患儿有剧烈痒感,时常搔抓。亚急性湿疹可由于处理不当或者接触过敏原而再次发作,迁延发作,经久不愈。

(三)慢性湿疹

由急性或者亚急性湿疹发展而来,多见于手、脚、外阴、肛门等部位,表现为皮肤暗红斑上有丘疹、抓痕、脱屑等症状,皮肤肥厚,表面粗糙。患儿有阵发性痒感,可迁延数月之久。

三、治疗

(一)对因治疗

明确患儿过敏原,平时远离过敏原。若患儿有慢性疾病,应积极治疗原发病,如寄生虫病等。

(二)对症治疗

若患儿瘙痒严重可给予抗组胺药物,根据病情的严重程度给予外用糖皮质激素或者免疫抑制剂等治疗。若继发细菌或者病毒感染时,应给予抗菌或抗病毒治疗。

(三)一般治疗

为患儿选择合适的衣物,一般宜穿棉质衣物,保证宽松、清凉、透气。患儿饮食宜清淡,忌辛辣食物。患儿洗浴后使用润肤剂,以保护皮肤。

小贴士

常用的换药方法

湿敷法:用纱布浸入药液,取出至半干,置于创面上,轻轻压迫。

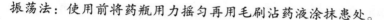

振荡法：使用前将药瓶用力摇匀再用毛刷沾药液涂抹患处。

乳剂法：用干净的手指蘸取药膏揉搓没有破损的皮疹处，以便药物渗入。

粉剂法：用镊子夹取棉球，蘸药粉撒于皮疹上。开放性创口不宜使用此法。

四、护理和保健

（一）对症护理

遵医嘱按时给药，在涂抹外用药物时要注意避免涂抹到患儿口唇部，以防止患儿舔舐。患儿瘙痒难耐时可遵医嘱给予止痒药物，不要让患儿搔抓创面，防止病情恶化。

（二）心理护理

湿疹不是传染病，应向患儿及其他婴幼儿解释清楚病情，消除患儿及周围人的恐惧，安慰患儿，做好情绪抚慰，尤其是当奇痒难耐时，患儿可出现焦虑甚至情绪失控而做出过激行为，此时患儿更需要情绪抚慰。

（三）注意观察病情

若患儿皮肤状况恶化，如化脓等，应当及时通知患儿家长并送往医院治疗。本病有可能并发过敏性鼻炎或者哮喘，应当注意观察患儿的各种表现。

1. 避免接触过敏原

向医生及家长了解患儿对什么食物或物质过敏，从而有的放矢地采取措施，避免患儿接触此种食物或物质。

2. 暂停预防接种

患儿在发病期间要暂停疫苗接种，以免加重病情。

3. 一般护理

平时注意清洁患儿皮肤，保持患儿皮肤干爽清洁，要选择温和的肥皂或沐浴露，避免刺激患儿皮肤；及时为患儿更换衣物，尤其是夏天及出汗后，衣物要选用透气性好的面料，主要选择棉质衣物；帮助患儿养成良好的卫生习惯，勤洗手，勤剪指甲，告诫患儿不要随意抓挠皮肤；合理饮食，避开过敏食物，饮食宜清淡，及时补充各类维生素。

五、预防

（一）远离过敏原

本病最有效的预防措施就是远离过敏原。对花粉过敏者春季要尽量避免出门，若出门，需戴口罩。对某种食物过敏者要忌口，不要吃这种食物。家中或者托幼机构不要饲养宠物。平时穿衣最好穿棉织品，不要穿一些易引起过敏的衣服，如化纤类、羊毛衫等。

（二）注意饮食

宜吃清淡食物，不要吃辛辣、油腻等刺激性食物。很多湿疹都是由于摄入过敏食物引起的，平时注意不要摄入含有过敏性物质的食物，如海鲜、鸡蛋、牛羊肉、蘑菇等。

（三）注意环境卫生

家中或者托幼机构要及时打扫卫生，保持公共场所干燥卫生，并注意开窗通风。打扫卫生时要注意洒水，不要产生过量扬尘。

（四）注意随时增减衣物

有些婴幼儿皮肤敏感，对温度变化也是如此，要做到衣物适量，不要过厚，也不要过薄，尤其是夏季要注意不要让婴幼儿过度流汗，出汗后要随时更换干净衣物。晚上睡觉时不要盖太厚的被子，防止出汗。

（五）加强对本病的认识

加强对本病发病机制、治疗方法及预防措施的宣传教育，告知公众此病不是传染病，消除大家对此病的误会及恐惧，让全社会一起关注此病，预防此病。

课后思考

1. 湿疹是怎样分类的？各有什么临床表现？
2. 对湿疹患儿应当如何护理？如何预防湿疹？

第二节　接触性皮炎

接触性皮炎是婴幼儿比较常见的疾病之一，是婴幼儿皮肤接触某些外源性物质（如某些化学物质、药品）后皮肤产生的急性或慢性炎症（见图8-2）。婴幼儿自我保护意识较弱，如不注意看护，很容易接触到一些具有腐蚀性或者致敏性的物质，从而发生皮炎。

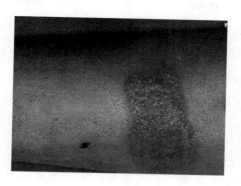

图 8-2　接触性皮炎

👆 小案例

　　立立，4 岁，男孩，平时活泼好动，今天在家玩耍的时候打翻了家里储存有碱性液体的储存罐，液体溅到了立立手臂上，他当时感觉手臂有烧灼感，不一会皮肤就开始变红。

　　问题：你知道立立的皮肤发生了什么问题吗？该如何处理呢？

一、病因

　　本病根据发病机制的不同可分为刺激性接触性皮炎和变应性接触性皮炎。

（一）刺激性接触性皮炎

　　一般是婴幼儿直接接触具有腐蚀性的物品，如强酸、强碱等物质，从而导致皮肤被烧灼而产生的皮炎。此种皮炎的特点为没有潜伏期，皮肤损害部位一般仅限于接触化学物质的部位。由于婴幼儿辨识能力较差，其多见于此种类型的皮炎。

（二）变应性接触性皮炎

　　此种皮炎与超敏反应有关，患儿在第一次接触这些物质后不会立即发病，经过体内复杂的致敏机制，患儿 1～2 周后再次接触此种物质后才会发病。此种皮炎皮损一般广泛，且对称分布，容易反复。

二、临床表现

　　本病根据病程可分为急性接触性皮炎、亚急性接触性皮炎、慢性接触性皮炎，各类皮炎的临床表现如下：

（一）急性接触性皮炎

一般为刺激性接触性皮炎。起病急，多局限于接触部位，边界比较清楚，形态与接触面有关，若是手镯引起的，则皮损绕手腕分布；若是衣物引起的，则皮损展现出衣服的形状；若接触物为粉尘，则皮损弥漫分布于暴露的皮面。皮损一般为红斑，其上有丘疹、水疱、大疱等，破损后可有糜烂面。皮损部位伴有瘙痒，严重者会有灼痛感。一般急性接触性皮炎为局限性皮肤炎症，但少数患儿会出现全身症状。如果能够及时去除接触物并及时治疗，此病一般在2周之内可痊愈。但如果存在过敏或者治疗不及时，此病会迁延为亚急性或者慢性接触性皮炎。

（二）亚急性与慢性接触性皮炎

一般为长期、反复接触某些外源性物质导致的慢性炎症，常迁延数周、数月甚至数年。患儿皮肤表现为较轻度的红斑，一般有瘙痒。患儿抓挠患肤可导致皮肤的慢性炎症，进而引起皮肤增生。

三、婴幼儿常见的接触性皮炎

（一）尿布皮炎

多分布于会阴部，沿着尿布覆盖的位置，表现为会阴部潮红、水肿，严重者会有糜烂。一般由长时间不更换尿布引起，会阴部藏有大量的细菌，分解尿液会产生大量的氨，氨会刺激皮肤产生炎症。此外，一些尿布材质不合格，也会刺激皮肤，产生炎症。

知识拓展

尿布皮炎

尿布皮炎是指婴儿皮肤长期受尿液、粪便及漂洗不干净的湿尿布刺激、摩擦等引起皮肤潮红、溃破甚至糜烂及表皮剥脱，多发生于肛门附近、臀部、会阴部等处，有散在斑丘疹或疱疹，俗称臀红。轻度尿布皮炎主要表现为皮肤的血管充血，发红；重度尿布皮炎根据其皮肤损害情况分为三度：Ⅰ度主要表现为局部皮肤潮红并伴有少量皮疹；Ⅱ度主要表现为皮疹破溃并伴有脱皮；Ⅲ度主要表现为皮肤局部发生较大面积糜烂或表皮部分脱落，皮疹的面积也会增加，严重时会扩展到大腿及腹壁等部位。皮肤糜烂和表皮脱落部位容易使细菌繁殖，引起感染，甚至会导致败血症。

（二）空气源性接触性皮炎

一些刺激性的化学品如香水、杀虫气雾剂、工业粉尘等分布于空气中，婴幼儿稚嫩的皮肤接触到这些物质后，尤其是眼睑等部位，会引发皮肤水肿、充血等。

四、治疗

（一）脱离接触物

一旦发现皮炎与接触物有关，应立即让患儿脱离接触物，此为首要治疗措施。

（二）对症治疗

可外用或者口服抗组胺药物或者糖皮质激素等治疗。

五、护理和保健

（一）紧急处理

一旦发现婴幼儿接触刺激性物质，如酸、碱、油漆等，应立即让患儿脱离接触。若接触物为酸或碱，应立即用大量清水冲洗皮肤，并及时送往医院进行诊治。

（二）对症护理

按医嘱给予药物治疗，若患儿有痒感并影响睡眠，可遵医嘱给予止痒药物或者睡前给予安眠药物。病损皮面要按时清理，保证创面干燥、清洁。告诫患儿不要用手抓挠创面，以免造成感染。

（三）及时观察病情发展

观察患儿皮损变化，若皮损加重或者流脓，则提示感染可能，应及时送往医院治疗。此外，若患儿出现发热、精神状态差、饮食不佳等则提示全身感染可能，应立即送往医院治疗。

（四）一般护理

平时强加婴幼儿安全教育，告诉婴幼儿什么东西有害，什么东西不能碰；家中不要将危险物品如化学药剂、酸、碱等放置到婴幼儿能够接触到的地方；托幼机构不要储存危险物品；不要将托幼机构建在化工厂或者有大量粉尘的地点周边；了解每个孩子对哪些物质过敏，做到防患于未然。

六、预防

本病最重要的预防方法就是避免接触。了解可能的危险物质，将这些危险物质放置于婴幼儿接触不到的地方。

（一）常见的刺激物

（1）酸类：硫酸、盐酸、硝酸、磷酸、醋酸、水杨酸等。

（2）碱类：碳酸氢钠、碳酸钠、氢氧化钙、氨类等。

（3）金属元素：砷及砷剂、硫酸铜、氯化锌等。

（4）有机物：石油、煤油、乙醇、甲醇、二硫化碳等。

（二）常见的接触性致敏物

主要有皮革制品、服装、珠宝、橡胶制品、染发剂、化妆品、颜料、工业污染物、杀虫剂等。

课后思考

1. 婴幼儿为什么会得接触性皮炎？接触性皮炎有什么临床表现？
2. 怎样才能避免婴幼儿患此病？

第三节 痱子

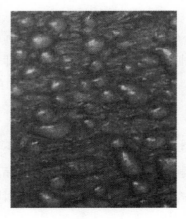

痱子又称粟粒疹，是夏天婴幼儿常见的一种浅表性、炎症性皮肤疾病（见图8-3），表现为白色或者红色的小丘疹，常伴痒感，婴幼儿常抓挠，引起皮肤破损、感染，严重者会形成脓疮。

图8-3 痱子

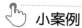 **小案例**

今年夏天特别热，一天晚上小区停电了，这可把 3 岁的小敏给热坏了，夜里一直闹腾，流汗。早上起来的时候妈妈发现小敏胸前、腋窝出现了很多红色的、米粒大小的小疹子，小敏说很痒，妈妈意识到小敏长痱子了。

问题：

1. 你知道长痱子的原因是什么吗？

2. 如何治疗痱子？

一、病因

夏天或气温较高时，婴幼儿会流大量汗液，汗液使得角质层浸润、肿胀，导致汗管变窄，当汗液排流不畅时会瘀积于皮肤内，造成皮肤肿胀，以及炎症，从而形成痱子。此外，汗液会导致皮肤表面细菌大量繁殖，这也会加重炎症。

二、临床表现

痱子主要分为红痱、白痱、脓痱等，各类痱子的临床表现如下：

（一）红痱

红痱是最为多见的痱子类型，又称红色粟粒疹，多发生于前额、颈部、腋窝、肘窝、腰背部及皮肤褶皱处等，表现为密集排列的针尖大小的丘疹、丘疱疹，周围有红晕，一般皮损消散后可见皮肤脱屑。患儿自诉有痒感、灼热感。

（二）白痱

白痱又称白色粟粒疹，多见于新生儿，好发于躯干及皮肤褶皱等容易被摩擦的部位。一般见于大汗及暴晒之后，表现为针尖大小的浅表水疱，无红晕。与红痱不同的是，患儿一般没有痒感与灼热感。此种痱子恢复快，一般 1～2 天即可恢复，恢复后可有细小脱屑。

（三）脓痱

脓痱好发于皮肤褶皱处，以及婴幼儿头部，表现为密集的丘疹，丘疹顶部可有小脓疱。

👆 **知识拓展**

传染性软疣

如果婴幼儿的皮疹表现为黄豆大小的半球形小丘疹，呈灰白、乳白或微红色，表面好像打了一层蜡，丘疹的中央凹陷，看起来像个坑，就应当注意孩子是否患有传染性软疣。

传染性软疣是一种通过接触传染的皮肤疾病，原体为传染性软疣病毒。传染性软疣的皮疹多分布在躯干和四肢。本病在公共场所不容易预防，因此尽量少带婴幼儿去公共浴室、游泳馆等地方，即使要去，也要选择正规、安全的场所。

三、治疗

本病以预防为主，预防的关键在于尽量不要让婴幼儿出汗过多。当婴幼儿发病时，最重要的处理措施就是将患儿置于干燥、凉爽的环境中，以减少患儿出汗。同时，可应用收敛、清凉的外用药涂抹患病皮肤，如痱子粉、含有樟脑和薄荷成分的粉剂、清凉油等。本病一般无特异性治疗措施，若发生细菌等感染，应当及时外用或者口服抗生素或者抗真菌药物治疗。

四、护理和保健

（一）对症护理

痱子为婴幼儿常见病，一般只进行简单处理，如清洗、降温处理等即可。若患儿病情比较重，要按医嘱给予痱子粉或者其他药物，若发生感染等并发症，更要遵医嘱给予抗感染药物。红痱有明显的痒感，患儿时常抓挠，因此，要告诫患儿不要用手去抓挠患肤，并及时给患儿剪短指甲，防止患儿抓破感染。注意皮肤的清理，勤为患儿清洗患病皮肤，用中性肥皂清洗，不要使用碱性肥皂，以免刺激患儿皮肤。

（二）一般护理

夏天天气热，要减少患儿户外活动时间，若有必要，最好将活动时间改为上午10点之前或下午4点之后，可将活动地点改在有空调的室内进行，同时注意室内经常开窗通风，保持空气清新；定时洗浴，夏季保证每天为患儿洗一次澡，洗澡时可加用花露水以清凉解表；随时为患儿擦拭汗液，不要让汗液在患儿皮肤上待太久；经常为患儿更换衣物，患儿衣物、被褥要洗干净，并经常消毒，防止感染。

（三）加强患儿心理疏导

患儿病后皮肤瘙痒难耐，可有哭闹甚至过激行为，因此，要时常安抚患儿情绪，不要让其情绪失控。

（四）注意观察病情

若发现患儿病情加重或者出现流脓等感染迹象，要及时通知家长并将患儿送往医院诊治。

五、预防

（一）夏日减少户外活动及在日光下的暴露时间

夏天尽量减少户外活动时间，有条件的托幼机构最好把夏天的活动安排在有空调的室内；不要让婴幼儿在日光下暴露太长时间，更不要让婴幼儿光着身子在日光下活动。

（二）勤洗澡，注意个人卫生

婴幼儿要勤洗手、洗脸、洗澡；勤更换干净衣物，同时婴幼儿衣物要勤洗、勤消毒。

（三）合理饮食

夏季多吃水果、蔬菜等，不要吃油炸、辛辣、油腻的刺激性食物；尤其是要多饮水，天气炎热时要多饮用温开水，不要饮用过热的开水，否则会增加出汗，导致病情加重。

（四）保护好易患部位

夏季婴幼儿洗澡后要记得擦拭痱子粉，尤其是胸前、颈前、腋窝、大腿根部、臀部等易患病部位。

👆 小贴士

对于小女孩来说，最好不要将痱子粉直接涂在大腿内侧、外阴部、下腹部等位置，因为有研究表明，长期应用痱子粉的女婴将来患卵巢癌的风险会大于不使用痱子粉的女婴。原因是痱子粉中含有滑石粉，女孩阴道比较短，滑石粉会顺着阴道进入卵巢，滑石粉长期、大量蓄积可能会引发卵巢癌。

课后思考

1. 痱子有哪些类型？各自都有什么表现？
2. 如何护理长痱子的患儿？怎样才能预防痱子的发生？

第四节　荨麻疹

荨麻疹就是老百姓常说的"风疙瘩"。它是由于各种刺激引起患儿皮肤及黏膜血管扩张、通透性增加，导致液体从血管渗出而形成的一种血管反应性皮肤疾病（见图8-4）。荨麻疹的主要症状是瘙痒、风团。该病的特点是出现及消散迅速，往往不留痕迹，但容易反复发作。

图8-4　荨麻疹

 小案例

小宇，男孩，3岁，他有一项"超能力"——只要有人在他身上轻轻划一下，不一会他的皮肤上就会出现红色隆起，显示出刚才的划痕。这让他成了小区里的名人，有的小朋友很羡慕他的"能力"，有的小朋友则在他身上写各种各样的字捉弄他。他感到很苦恼。

问题：

1. 你知道小宇的皮肤出现了什么问题吗？

2. 这种病一般是由于什么原因引起的呢？

一、病因

（一）接触过敏物或食入过敏食物

接触到花粉、动物毛发、蟑螂、香水、羽毛等，食入动物蛋白（如海鲜、羊肉、鸡蛋、牛奶），以及其他过敏食物（如酒精、药物等），均可引起过敏反应，产生荨麻疹。

（二）感染因素

肝炎病毒、柯萨奇病毒、链球菌、各种真菌及寄生虫感染等均可诱发荨麻疹。

（三）慢性疾病

主要是一些免疫性疾病，如系统性红斑狼疮、皮肌炎、炎性肠病。此外，恶性肿瘤、内分泌疾病、代谢性疾病等也会导致此病。

（四）物理因素

光照、寒冷、压迫、摩擦等物理因素也会引起荨麻疹发作。

（五）其他因素

如精神及心理因素，遗传因素。精神紧张、激动也是荨麻疹发作的诱因。研究显示，父母一方有过荨麻疹病史的孩子，其荨麻疹发病率远高于同龄人。

二、临床表现

本病可分为自发性荨麻疹与诱导性荨麻疹，各类荨麻疹的具体临床表现如下：

（一）自发性荨麻疹

自发性荨麻疹可分为急性自发性荨麻疹和慢性自发性荨麻疹两种。

1. 急性自发性荨麻疹

此种类型的疾病发病较急，患儿突然觉得皮肤瘙痒，瘙痒部位很快出现圆形、椭圆形的红色风团，严重者风团可连接成片，有时风团为苍白色，可呈橘皮样的改变。一般数分钟至数小时内风团可消失，消失后皮肤不留痕迹。风团持续时间一般不超过 24 小时，但新的风团可不断产生，此起彼伏。严重者可有腹痛、心慌甚至休克的表现。

2. 慢性自发性荨麻疹

本病多与感染因素及慢性疾病有关，此外长期口服非甾体抗炎药、抗生素等药物也会引起此病。与急性自发性荨麻疹相比，本病持续时间长，病情容易反复，时好时坏，一般会超过 6 周以上，且每周发作次数超过 2 次，但风团症状比较轻。

(二) 诱导性荨麻疹

根据诱导条件，此病可分为以下几种类型：

1. 人工荨麻疹

人工荨麻疹又称为皮肤划痕症，婴幼儿用手搔抓皮肤之后沿着划痕会出现条状红色隆起，有时可伴有瘙痒，此病无须处理，一般 20 ～ 30 分钟之内可消失；但也有迟发性皮肤划痕症，表现为抓挠后数小时才出现典型的红色隆起，一般不会超过 48 小时，本病一般在 2 ～ 3 年内自愈。

2. 接触性荨麻疹

当皮肤接触过敏物质如花粉、羽毛、某些化学物质等后，皮肤出现典型的风团，且常伴有瘙痒感。

3. 冷接触及热接触性荨麻疹

表现为患儿接触寒冷或者高温物质后，与之接触的皮肤表面产生风团。冷接触性荨麻疹的症状严重时可出现手足麻木、腹痛、心悸，甚至发生休克，在进食冷饮时喉头可出现水肿而造成窒息。热接触性荨麻疹表现为在接触 43℃以上温水时皮肤可出现风团，并常伴有刺痛感。

4. 日光照射性荨麻疹

婴幼儿在接受日光暴晒后，暴露部位形成风团，称为日光照射性荨麻疹。患儿一般有瘙痒的感觉，严重者可出现全身症状，如腹痛、痉挛、晕厥等。

三、治疗

(一) 病因治疗

对于有原发病者，要积极治疗原发病，如系统性红斑狼疮、内分泌紊乱等。

（二）对症治疗

一般选择 H_1 受体拮抗剂对抗风团，使用维生素 C 及钙剂可以减轻渗出，以利于风团消散。有瘙痒症状可外用止痒药物，如炉甘石洗剂等。如果出现腹痛症状可以使用解痉药，如阿托品、山莨菪碱等。

（三）重症处理

当出现喉头水肿或者休克症状时，应当立即进行抢救，可使用糖皮质激素减轻水肿，应用肾上腺素纠正休克。若出现心脏骤停，应当立即进行心肺复苏。

四、护理和保健

（一）对症护理

患儿出现皮肤红肿时可外用炉甘石洗剂，出现大量渗液时可使用高锰酸钾溶液进行清洗，以免感染。

（二）一般护理

教育患儿不要抓挠皮肤，及时为患儿修剪指甲；注意对患儿皮肤的护理，对患处皮肤可使用中性肥皂水清洗，而后用清水冲洗干净；及时为患儿清洗衣物，保证周围环境清洁。

（三）远离过敏原

积极向家长了解婴幼儿的过敏史，不要让婴幼儿接触过敏原，在托幼机构中不要出现一些常见的过敏原，如花粉、羽毛等。及时清理婴幼儿的日常用品，保持干净卫生。对于诱导性荨麻疹，不要刺激患儿皮肤，尽量减少患儿皮肤暴露于阳光下的时间。

（四）密切关注患儿病情变化

观察患儿有无腹痛、呼吸困难、晕厥、休克等症状，一旦发现，应当及时通知家长，并送往医院治疗。

五、预防

本病预防的关键在于远离过敏原。

（1）对于过敏体质婴幼儿，要建议家长及时带孩子前往医院进行过敏原皮试。尤其是要远离易引起过敏的食物，如动物蛋白、蘑菇、草莓、花生、苹果等。家中或托幼机构不要饲养宠物，不要养花。

（2）注意婴幼儿周围环境卫生，平时勤开窗通风，保持室内空气清新。按时清扫，打扫卫生时不要让婴幼儿在场，清扫过程中不要扬起过量灰尘，以免婴幼儿过敏。

（3）注意防蚊防虫。蚊虫叮咬也可能会引起荨麻疹，因此，在蚊虫活跃的季节要注意防蚊防虫，如蟑螂就是常见的过敏原，要注意杀灭。

（4）引导婴幼儿积极参加户外活动，增强体质，提高免疫力，预防原发病。

 课后思考

1. 为什么会发生荨麻疹？荨麻疹有什么典型的临床表现？

2. 怎样预防荨麻疹的发生？

素养园地

幼有善育　大意不得

某集团积极创建全国婴幼儿照护服务示范基地，聚力打造托育服务体系，加大托育培训力度，提升从业人员技能水平，为婴幼儿提供专业化、科学化的照护服务。目前已成立的托育综合服务中心拥有150个托位，设有乳儿班、托小班、托大班、混龄班四种班型。在该中心，婴幼儿可享受合理膳食、中医保健、户外活动等专业化照护服务。但是在一次秋冬换季之际，部分孩子患了皮肤病，由于机构相关工作人员没有重视，导致发生了传染，引起了家长的不满。

思考：

孩子皮肤娇弱，容易患皮肤疾病，托育机构工作人员在平时的生活中应该注意哪些方面？出现问题后，该如何处理呢？

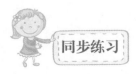 同步练习

1. 湿疹、接触性皮炎、荨麻疹各有什么临床表现？它们的发病机制有什么共同点？

2. 你觉得什么样的婴幼儿容易患皮肤疾病？怎样帮助他们远离皮肤疾病的困扰？

3. 各种皮肤疾病患儿的护理与预防有什么相同或相似之处？遇到皮肤疾病患儿你会护理吗？

4. 晓光，3岁的男孩，一到春天就不停地打喷嚏、流鼻涕。现在春天到了，幼儿园为了美化环境买了几盆鲜花。小朋友们非常高兴，围着鲜花跑来跑去。但晓光在围着鲜花跑了几圈后，却出现了不适的表现，他开始流鼻涕，脸上起了一些红色的皮疹，疹子高出皮面，而且感觉痒。老师意识到晓光可能出现了过敏症状，赶紧给家长打电话。电话还没打通，晓光就开始出现了喘息、呼吸困难等症状，老师赶紧把晓光送往医院。

（1）晓光的皮肤出现了什么问题？你觉得是什么原因引起的？

（2）幼儿园老师做得对吗？为什么？如果你在场，你会如何处理？

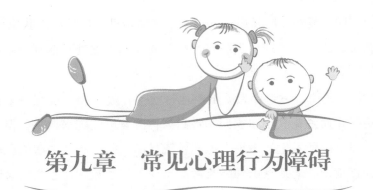

第九章 常见心理行为障碍

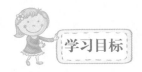

学习目标

1. 熟悉婴幼儿注意力缺陷多动障碍、遗尿症、口吃的原因、表现、预防和矫治。

2. 了解儿童孤独症、儿童焦虑障碍、抽动症的原因、表现、预防和矫治。

3. 加强对婴幼儿心理行为障碍的认识，对家长做好指导，合力进行预防和矫治，维护儿童心理健康。

世界卫生组织指出：健康不仅指一个人没有疾病，而且指生理、心理、社会适应能力以及道德观念上的完好状态。婴幼儿心理行为健康也是健康的重要一环。随着经济社会的不断发展，以及网络的普及，人们之间的现实联系不断被削弱，家庭、个体变得越来越孤立。此外，如今父母对于孩子的期望值越来越高，但同时父母缺乏一定的心理学知识，这就使得婴幼儿心理行为问题越来越突出。婴幼儿心理行为问题种类很多，常见的有注意缺陷多动障碍、口吃、遗尿症、儿童孤独症、儿童焦虑障碍、抽动症。

第一节 注意缺陷多动障碍

注意缺陷多动障碍就是我们常说的"多动症"，是最常见的婴幼儿心理障碍。其特点是与其他正常儿童相比，患儿注意力集中困难，注意持续时间短，易冲动。该病如果得不到有效治疗，会影响患儿的学习能力、社会适应能力和自尊心，并且会增加患儿以后犯罪的可能性。

小案例

　　小伟，3岁，是个活泼好动的小男孩，母亲说他从小就"不老实"，父母跟他说话时老喜欢东张西望，现在上幼儿园了，老师讲话不能集中精力听，老喜欢玩橡皮，把椅子弄得"咯吱咯吱"响。做游戏时一言不合就跟其他小朋友发生冲突。

　　问题：

　　1. 你知道小伟最有可能得了什么疾病吗？

　　2. 怎么帮助小伟呢？

一、病因

　　该病发病原因复杂，与遗传因素、神经因素、脑损伤因素、社会心理因素都有关系。此外，一些营养物质（如锌、铁等）的缺乏也会引发注意缺陷多动障碍。

二、临床表现

（一）注意力不集中

　　听课、看书时注意力不能持久，经常发愣、走神，注意力不能有效集中在一件事上；在做一件事时注意力经常被打断，比如在看书时听到响声就东张西望，一件事还没做完就开始做另一件事，始终难以按照计划或者父母与老师的指令完成任务；做事马马虎虎，不注意细节，经常因为粗心大意而犯错；做事丢三落四，经常忘记拿自己的东西；做事不上心，对待老师或者长辈的要求常常心不在焉。

（二）多动

　　多动症状在不同时期有不同的表现，在婴儿期表现为喜欢从摇篮或者婴儿床中往外爬，刚会走路时就开始有跑的意向。上幼儿园后由于老师的限制患儿表现得更加明显，比如上课时手脚喜欢乱动，经常在自己桌子上乱涂乱画，喜欢玩铅笔和橡皮，小动作多，而且不由自主地在椅子上扭动；下课后特别喜欢爬上爬下，玩游戏时过分活跃。

（三）学习困难

　　患儿智力一般正常，但由于注意力不集中和好动，导致以后学习困难，尤其是文化课成绩明显低于其他孩子。

（四）冲动

表现为做事不计后果，性情乖张，好由着自己的性子做事，并且不分场合。比如爱打断父母和小朋友的讲话，大家没说完就抢着插话；情绪不稳定，一言不合就会与别的孩子起冲突；唯我独尊，想要某玩具就哭着闹着一定要得到。

（五）情绪行为障碍

患儿心理承受能力差，被家长或者老师训斥后容易出现焦虑及抑郁。

三、治疗

（一）非药物治疗

本病以非药物治疗为主要方法。

（1）改善家庭成员之间的关系，尤其是亲子之间的关系；教育家长重视婴幼儿的心理疏导教育，尽量避免与婴幼儿的冲突，如有不和，应尽量用和谐的方式化解矛盾；家长要学习一些行为治疗方法，尽早对患儿的行为进行矫正。

小贴士

过激的责骂会让孩子感到"没面子"，但过分的赞美也会让孩子骄傲自满而养成骄横跋扈的性格。太过顺利的成长环境也难以让孩子学会承受压力和承担责任。

赞美和奖赏不是对任何年龄段、任何气质性格的孩子都适宜的"万灵药"。

（2）老师要积极关注患儿心理变化，及时疏导，并进行行为矫正。另外，对于症状较严重的患儿要多给予关照。

（二）药物治疗

主要为神经递质调节药物治疗。

四、护理和保健

（一）心理指导

本病的心理治疗极为关键，婴幼儿健康工作者及患儿家长要理解患儿的言行，对患儿抱有同情心，要理解患儿处于病理状态，不要歧视。要注意患儿的心理疏导，消除患

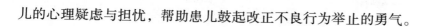
儿的心理疑虑与担忧，帮助患儿鼓起改正不良行为举止的勇气。

（二）行为治疗

增强患儿的自制力，咨询有资质的心理医生，帮助患儿制订符合个体特点和有效的行为训练计划，增强患儿的视觉注意力、听觉注意力、行为注意力等。

（三）合理安排集体活动

要严格安排婴幼儿作息时间，平时多安排婴幼儿户外活动时间，以消耗他们的精力，多安排一些提高婴幼儿注意力的活动，如五子棋、积木、拼图等。

（四）合理饮食

要加强营养，告诫患儿不要挑食，尽量不吃含有各种添加剂的零食，加强各种微量元素的供应，尤其是铁和锌缺乏的患儿。

（五）加强宣传教育工作

积极向大家，尤其是向患儿父母宣传与此病相关的知识，唤起父母对患儿心理问题的重视，让父母用平和的方法解决与孩子的矛盾，不要用过于严苛的手段教育孩子，更不可体罚孩子。

 课后思考

1. 注意缺陷多动障碍是由什么原因引起的？有什么临床表现？
2. 如何矫正和预防此病的发生？

第二节　口吃

口吃是一种语言障碍，但绝大多数并不是由于生理或者发育缺陷引起的。本病的发生与发展与心理状态有着非常密切的联系，因此也是一种心理行为障碍。本病的发病年龄多在 2 ～ 4 岁，男孩的发病率要高于女孩。

小案例

小茹，4岁，刚从外地幼儿园转园来本园，是个性格比较内向的女孩。虽然她话比较少，但是说话还算流利。可前两天班里的一个小男孩模仿她的外地口音，弄得她很自卑，从那以后她就更不爱说话了，而且说话时情绪紧张，字、词、句表达非常不连贯，说每句话时都要重复好几遍。

问题：

1. 你觉得小茹出现了什么问题？

2. 如果你是小茹的老师，你觉得应该怎样帮助她？

一、病因

（一）心理因素

心理因素是口吃发病的主要原因，大多是由于患儿情绪紧张引起的，比如父母或老师对患儿要求过高，压力过大，如当患儿发音不准时，成年人的过度责备给孩子造成强大的心理压力；家庭成员关系不和谐；父母离异或死亡；同学欺凌或嘲笑；搬家或转学等。此外，性格内向、敏感的孩子更容易得口吃。

（二）性格因素

有自卑、抑郁、羞怯、焦躁、懦弱等性格的幼儿口吃的患病率要远高于性格外向的孩子。

（三）模仿口吃患者

幼儿时期模仿能力特别强，而且好奇心重，特别喜欢模仿周围的口吃患者，这种模仿也容易造成口吃。

（四）生理疾病

主要是颅脑疾病，比如颅脑外伤、感染、肿瘤等都可造成大脑功能减弱或缺失，从而引起口吃。

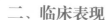

二、临床表现

（一）发音困难

口吃患儿最常见的表现为发音困难，如说话时某个字或词过度重复、无法控制的停顿、拖音，没有办法做富有节奏和流畅的语言表达。但一般患儿唱歌或者朗读文章时都很流畅。患儿一般没有智力或运动发育障碍。

（二）伴随症状

口吃患儿在说话时肌肉比较紧张，尤其是喉部肌肉严重妨碍了发声器官的正常工作。此外，患儿面部躯干和四肢都会出现不同程度的僵硬甚至抽搐。患儿会有面红耳赤、清嗓子、跺脚等症状。

（三）心理行为改变

口吃患儿大多有心理或行为异常，如说话时恐惧、焦虑、羞耻、内疚，会有主动逃避的行为，喜欢孤独、自我封闭，在公共场合说话时会表现出手足无措、动作僵硬，平时做事时往往没有较强的毅力，不能持之以恒。

三、护理与防治

（一）早发现，早治疗

一旦发现孩子出现口吃，应当立即将孩子送往医院进行诊治，千万不要拖延，因为口吃的最佳治疗时期为 6 岁之前。

（二）分析病因，对症下药

孩子出现口吃绝大多数是有外在原因的，因此我们要积极寻找造成孩子口吃的原因。如果口吃是由孩子心理压力过大引起的，家长和教师就应当采取措施适当降低孩子的心理负担，与孩子说话时要心平气和，切不可表现出鄙夷；若孩子口吃是由模仿口吃患者引起的，则应当立即阻止孩子的行为，向孩子讲解口吃的危害，督促其改正。

此外，口吃严重者要遵医嘱督促其服药治疗。

（三）创造良好的周围环境

为患儿创造一个宽松的环境，尽量让患儿放松心情，使患儿正视自己的问题，及时改正。在与患儿沟通的过程中，切不可表现出不耐烦、当众指责甚至嘲笑。

（四）成人的示范作用

成人要发挥好示范作用，主动教授幼儿正确的说话方式。患儿出现口吃时，应当主动分散其注意力，消除其紧张的情绪。平时鼓励其大声朗读课文或者唱儿歌。

 课后思考

1. 你周围有口吃患儿吗？如果有，请分析他们的性格或家庭环境的共同点。
2. 如果你周围有口吃患儿，请告诉孩子家长如何矫正孩子的口吃症状。

第三节　遗尿症

遗尿症是指幼儿在 5 岁以后仍不能控制自己的排尿，主要表现为夜间尿床。

小案例

书韵，5 岁，女孩。胆小的她有一个不愿跟别人提起的事：她到现在还会尿床。昨天幼儿园组织大家外出郊游，中午午睡时疲劳的她又尿床了，而且还让其他小朋友看到了。小朋友们异样的眼光让她觉得非常尴尬。

问题：

1. 书韵得了什么病？
2. 应该怎样帮助书韵战胜疾病呢？

一、病因

（一）原发性遗尿症

原发性遗尿症是指没有明显的泌尿系统或者神经系统病变而仍会出现遗尿的现象。

1. 精神及心理因素

患儿突然受到惊吓、与父母分离、环境改变、过度兴奋、情绪紧张等均可导致遗尿症的发生。若患儿因此被同伴嘲笑，则症状会加重，形成恶性循环。

2.没有形成良好的排尿习惯

患儿在家中没有被训练自主排尿，使用尿布时间太长，长时间坐在便盆上玩耍等。

3.白天过度疲劳

白天患儿活动过度，没有得到休息，夜间睡眠过深，不易被唤醒。此外，睡觉前喝水过多也会加重病情。

4.遗传因素

有相当部分患儿家长有遗尿病史。

（二）继发性遗尿症

继发性遗尿症主要是指由泌尿系统疾病，如泌尿系统感染、尿路梗阻、尿路畸形、蛲虫病等引起的遗尿现象。此外，中枢神经系统疾病也会造成遗尿症。

二、临床表现

遗尿症主要发生在夜间，平均每周 1～2 次以上，严重者每天 1 次。白天患儿会表现为尿频、尿急、排尿困难等症状。遗尿症患儿往往会有自卑心理，不愿意参加集体活动，容易形成孤僻、内向的性格。此外，由于夜间尿床导致睡眠质量下降，也会影响患儿白天的学习和生活。

三、护理与防治

（一）养成科学的作息时间

帮助幼儿养成良好的作息习惯。白天不要让幼儿过度劳累，幼儿白天活动后鼓励其午休，以防止夜间睡眠过深；注意调整饮食习惯，白天多饮水，晚饭之后尽可能减少饮水量，睡前少饮水或者不饮水。

（二）养成良好的卫生习惯

患儿每天都要清洗外阴，勤换内衣裤，勤洗澡，避免泌尿道感染。注意饮食卫生，勤洗手，避免蛲虫感染。

（三）帮助患儿建立排尿反射

家长在患儿睡觉时要注意观察其每天晚上的排尿时间，在患儿要排尿前将其唤醒，以帮助其建立条件反射，让患儿养成要排尿时自己醒来的习惯。

（四）消除患儿的紧张情绪

不要让患儿受到嘲笑和歧视，消除紧张情绪，帮助患儿树立战胜疾病的信心。

此外，必要时应遵医嘱给予药物治疗。

 课后思考

1. 遗尿症患儿白天和晚上各有什么表现？
2. 怎样做才能帮助患儿纠正遗尿症状？

第四节 儿童孤独症

儿童孤独症就是我们常说的儿童自闭症，表现为社交障碍、活动内容和兴趣单一、重复行为。患儿一般语言发育落后。本病是比较常见的婴幼儿心理发育障碍疾病，若不及时纠正会对婴幼儿未来的生长发育产生极其不利的影响，但目前公众对此病的认识水平还不足，因此加强对本病的认识，并及时采取预防及干预措施，对婴幼儿未来的发展极为重要。

小案例

小文，3 岁的男孩，在父母眼里是一个极度内向的孩子，他从出生开始就不喜欢与别人交流，最让小文父母担心的是，小文到现在都不会连贯地说话，这让他们很着急。今天小文的父母带着小文来到医院，医生给小文做了各种检查之后诊断为"儿童孤独症"。

问题：

1. 你对此病了解多少？你知道此病的病因是什么吗？
2. 我们能为小文改善此种状态做些什么呢？

一、病因

本病病因与遗传因素关系密切，但具体遗传方式尚不清楚。同时有研究发现，早

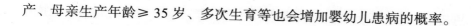

产、母亲生产年龄≥35岁、多次生育等也会增加婴幼儿患病的概率。

二、临床表现

本病患儿发病年龄较早，一般在3岁之内发病。

（一）社交困难

社交困难是本病最常见的症状之一，患儿表现为缺乏与他人交往的兴趣，对他人的情绪、感情理解能力不足，无法正确地对他人的感情变化、语言、行为等进行准确预测，也不能针对当前的社交环境对自己的行为进行调整。患儿一般有如下表现：

1. 1岁以内

患儿一般缺乏与父母的目光接触，同时对父母、爷爷奶奶的呼唤缺乏反应，在被抱起时没有或者缺乏拥抱反应，不愿意与他人进行肢体接触。

2. 1～3岁

患儿对别人的呼喊经常不理不睬，对于抚养自己的人缺乏依恋，对陌生人也缺乏陌生感，一般不能与同龄的孩子玩耍，也不能与周围的小朋友建立友好的关系。患儿缺乏想象力，不喜欢玩过家家等游戏，也不会跟周围的孩子分享自己的食物和玩具。

3. 3～10岁

随着年龄的增长，患儿症状有一定的好转，对父母、亲戚、同学都会产生一定的好感和依赖性，但与他人接触的兴趣和能力仍有不同程度的缺乏。有些患儿会产生与别人接触的想法，但往往以自我为中心，交往过程中不能有效地互动，对于对方的幽默、悲伤反应能力差，因此不容易与他人建立友谊。

（二）交流障碍

交流并不只限于语言，孤独症患儿非语言交流能力也非常欠缺，但语言交流能力缺陷表现得比较明显。

1. 语言交流能力障碍

患儿语言能力发育较晚，即使会说话后语言能力提升也非常缓慢。有些患儿起病较晚，语言能力起初有一个正常发展的区间，但患儿发病后语言能力迅速退步，部分患儿有可能终生不能进行语言交流。患儿语言理解能力也会受损，往往不能够理解父母及长辈说话的内容。

2. 言语异常

对于有说话能力的患儿，其说话内容也会存在异常，患儿常常刻意模仿别人的言

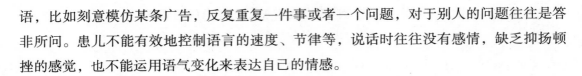

语，比如刻意模仿某条广告，反复重复一件事或者一个问题，对于别人的问题往往是答非所问。患儿不能有效地控制语言的速度、节律等，说话时往往没有感情，缺乏抑扬顿挫的感觉，也不能运用语气变化来表达自己的情感。

（三）行为障碍

患儿的兴趣与常人不同且单一，患儿一般不会对其他孩子喜欢的玩具、动漫产生兴趣，而是喜欢盯着某件事物看，如旋转门、汽车轮子、风扇等，或者不停地看某段视频、听某段音乐或者水龙头流水的声音。患儿会对一些没有生命的物品产生强烈的依恋，如某张海报、某件衣服、文具盒等，一般患儿会随身携带这些物品，一旦被拿走，患儿会表现出强烈的抗拒行为。

患儿会坚持用同样的方式做事，比如不管刮风下雨每天都坚持走某一段路，不停地哼一段曲子，每天都会写同一段文字、画同一幅画等。不少患儿会有古怪行为，比如不停地拍手、蹦跳，喜欢在地上爬行，喜欢用手去触摸光滑的东西如门把手，喜欢闻汽油味、樟脑味等。

三、治疗

（一）非药物治疗

本病患儿治疗应以教育和训练为主，以提高患儿的社会交往能力、交流能力，减少刻板与怪异行为。对患儿一定要尽早干预，尽量做到早诊断、早干预，干预应当是系统性、全方位的，既包括对孤独症症状的干预，也要促进患儿身心健康发展，提高抗病能力和生活质量。干预内容要针对患儿进行个体化定制，同时干预时间要长、强度要大，这需要家庭、社会的共同参与。具体干预方法应当咨询有资质的心理医生，平时生活中应当遵照医嘱对患儿进行特定的干预和训练，并及时将患儿的表现反馈给医生。

（二）药物治疗

主要应用抗精神病药物、抗抑郁剂，以及治疗多动、注意缺陷等病症的药物等。

四、护理和保健

对本病患儿要注意培养其社交能力，同时严格执行医生制订的教育和训练计划；教育患儿周围的孩子，不要让患儿受到周围同伴的歧视和排斥。

五、预防

本病主要与遗传因素有关，同时患儿家庭和社会关系是否和谐也会影响其疾病的进程。因此，家长在平时生活中要注意做到家庭关系和睦，不要刺激或者给予孩子过大的压力。

 课后思考

1. 儿童孤独症的病因是什么？患儿会有什么表现？
2. 每年 4 月 2 日是全球自闭症日，课后请观看电影《自闭历程》，谈谈你对自闭症患儿有什么新的认识。

第五节 儿童焦虑障碍

儿童焦虑障碍是指与孩子成长和发育过程中的境遇有关的情绪异常，主要表现为羞怯、焦虑、恐惧等，包括儿童分离性焦虑障碍、特定性恐惧症等。

 小案例

雷雷，4 岁的小男孩，是一个留守儿童。父母长期在外打工，聚少离多，雷雷从出生开始就一直与农村的爷爷奶奶生活在一起。父母每年过年回家时雷雷都表现出局促和紧张，从来不主动和父母亲近。前两天爷爷生病住院，雷雷表现出对爷爷身体健康的过分担心，他一直担心爷爷会去世，并且每天晚上都会做噩梦，这让他的精神状态很不好，没有办法去幼儿园上学。

问题：

1. 根据雷雷的临床表现，你觉得雷雷可能得了什么病？
2. 你觉得累累的症状是由什么因素造成的？

一、分离性焦虑障碍

分离性焦虑障碍是指婴幼儿与其依恋的对象分离时产生的过度焦虑情绪。本病与婴幼儿的气质、父母的教育方式、婴幼儿对父母等抚养人的依恋程度有关。

👆 **知识拓展**

人的四种气质类型

1. 多血质

多血质的人表现为有朝气、热情、活泼、社交能力强、有同情心、思维灵活等；但容易出现变化无常、粗枝大叶、浮躁、缺乏一贯性等行为。

2. 黏液质

黏液质的人表现为平静，善于克制忍让，生活有规律，不为无关事情分心，埋头苦干，态度持重，不卑不亢，不爱空谈，严肃认真；但不够灵活，注意力不易转移，因循守旧，对事业缺乏热情。

3. 胆汁质

胆汁质的人表现为充满热情、直爽、精力旺盛，但也有脾气急躁、心境变化剧烈、易冲动等缺点，具有外倾性。

4. 抑郁质

抑郁质的人做事谨慎，思想深刻，但在困难和抉择面前容易优柔寡断。这种气质类型的人一般表现为性格孤僻、感情细腻、敏感多疑、比较腼腆、多愁善感，喜欢离群索居，做事动作比较迟缓，决策时优柔寡断，具有明显的内倾性。

（一）临床表现

（1）过分担心与依赖对象（患儿的父母、祖父母以及患儿的其他抚养者等）分离后，依赖对象会遭受不测，比如受到伤害或者失踪等。

（2）过分担心依赖对象不在身边时自己会遭受不测，比如生病、发生交通意外、被绑架、被杀害等。

（3）因为害怕与依赖对象分离而不愿独处、不愿上学，晚上睡觉时没有依赖对象在身边会很难入眠，或者经常做与依赖对象分离有关的噩梦。

（4）与依赖对象分离后会产生过激反应，如哭闹、喊叫、发怒，甚至发生头痛、呕吐等症状。

（二）治疗

1. 心理治疗

心理治疗为本病的主要治疗方法，首先要对患儿抚养者进行教育，取得家人的配合，而后通过系统脱敏、正性强化、放松训练等方法对患儿进行治疗。

2. 药物治疗

对于分离性焦虑障碍重症患儿可酌情使用抗抑郁或者抗焦虑药物，但本方法一般不作为首选。

（三）护理和保健

本病的护理主要是心理干预。平时要加强对患儿的心理疏导，同时认真执行心理医生制订的治疗方案。加强对患儿家长的教育，与他们进行良好互动，一起对患儿进行心理干预。

（四）预防

平时注意观察婴幼儿心理变化，及时发现有分离性焦虑倾向的患儿，及时进行心理干预；积极了解婴幼儿家庭环境，尤其是内向婴幼儿和留守儿童更容易患此病，因此要重点关注此类孩子，加强对他们的呵护和关爱，让他们感受到长辈和同龄人的爱。

 课后思考

1. 你周围的同龄人幼年时期是否有过类似症状，和他们交流一下当时的感受，加深对本病的了解。
2. 调查一下什么家庭环境中的婴幼儿容易患此病？请提出针对性的防治意见。

二、特定性恐惧症

特定性恐惧症是指婴幼儿对日常生活中的某些特定事物或者环境产生过分的恐惧，并且伴有对所恐惧事物或环境的回避及退缩行为。

（一）临床表现

患儿对某些特定的事物或者环境产生极度恐惧的情绪，比如怕某种动物、怕雷电、怕黑、怕汽车、怕抽血等。患儿一旦见到或者接触到这些事物后会产生回避及退缩行为，严重干扰婴幼儿正常的生活。

（二）治疗

本病主要为心理治疗，可采用系统脱敏疗法进行治疗；症状较为严重者可选用抗抑郁或者抗焦虑药物治疗，但不作为首选。

（三）护理和保健

尽量不要让患儿接触所恐惧的事物或环境。患儿接触这些事物或环境后要及时给予心理安慰，避免其因为情绪激动而发生意外。

（四）预防

本病的病因尚不明确，因此主要预防方法为避免让患儿暴露于所恐惧的事物或环境中，同时积极配合医生治疗。

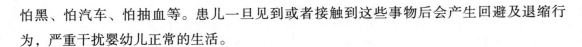

课后思考

所有人都有自己恐惧的事物，有人怕蛇，有人怕老鼠，难道所有人都患有恐惧症吗？请查阅资料，了解什么情况下会被诊断为特定性恐惧症。

第六节　抽动症

抽动症是婴幼儿或青少年时期常见的一种心理疾病，主要表现为不自主的、反复的、突发且无节律的身体某个部位抽动或者发声抽动。常见表现有反复的挤眉弄眼、耸鼻、清嗓子等。

小案例

晓阳，3岁的小男孩，今年开始上幼儿园，望子成龙的妈妈给晓阳报了一些兴趣班，但这些兴趣班并没有给晓阳带来多少开心和收获，相反，妈妈发现晓阳最近老是挤眉弄眼，回家后总是不停地清嗓子，妈妈觉得这可能是由于咽炎引起的，就给他买了很多治疗咽炎的药物，但效果不佳。最后妈妈决定带晓阳去看医生，医生诊断晓阳得了抽动症。

问题：

1. 你了解什么是抽动症吗？你周围有人得过此病吗？

2. 你知道此病的发生与哪些因素有关吗？

一、病因

本病的病因较为复杂，目前尚未完全明确其致病机理，是遗传、神经以及环境等因素相互作用的结果。

二、临床表现

常见的临床表现为挤眉弄眼、频繁点头、反复清嗓子、耸鼻等；也可有发声抽动，比如频繁抽泣，较为严重者会不停地发出较为复杂的语句，最后出现秽语，这种现象称为抽动秽语综合征；部分患儿会合并有运动抽动与发声抽动。本病对患儿的情绪和心理影响较大，很多会合并有多动症与强迫症。

三、治疗

（一）心理治疗

抽动症的发生与家庭及社会的影响有非常大的关系，患儿往往有较重的心理压力，容易受到歧视而遭受精神及心理创伤。因此，心理治疗对患儿预后有着很大关系，要注意消除患儿环境中对治疗此病的不利因素，帮助患儿摆脱自卑感，提升自信心。

（二）药物治疗

主要是针对抽动以及可能的并发症，如强迫症、多动症等的治疗。

四、护理和保健

主要是心理方面的指导，患儿容易遭到周围小朋友甚至社会的歧视，易滋生心理问题，因此平时要注意对患儿的心理疏导；教育患儿周围的小朋友不要嘲弄患儿；向患儿身边的人积极开展宣传教育工作，以增强大家对本病的认识，共同帮助患儿战胜疾病。

五、预防

本病的发生与患儿遭受的心理应激有一定关系，要重视婴幼儿的心理健康教育，尤其是家庭中的心理健康教育。

🎈 课后思考

1. 你周围的婴幼儿或者成年人有没有患抽动症的？他们都有什么表现？
2. 根据调查显示，目前抽动症的发病率逐年上升，你觉得与什么因素有关？该如何防治呢？

📚 素养园地

用心用情护佑儿童健康成长

"二十大报告指出，推进健康中国建设，把保障人民健康放在优先发展的战略位置，建立积极生育支持政策体系。我会继续以报告为指引，全面贯彻落实，把工作做深、做细、做实，更好地护佑儿童健康成长。"党的二十大胜利闭幕，党代表陆小霞第一时间以饱满的精神状态回到岗位，投入到繁忙的日常工作中，也把党的二十大精神带回到基层。

陆小霞是一名儿科医生，从医25年，守护儿童健康成长是她的初心。陆小霞扎根一线，一干就是25年，乐此不疲。每周的门诊，她争分夺秒为患儿看病，常常忙得顾不上吃饭；遇到疑难杂症患儿会诊，她总是冲在第一个；秋冬季节呼吸系统疾病高发，住院部挤满了患儿，陆小霞时常留宿在科室，24小时守护患儿；为提高家长们的健康素养，她还会在病房上"大课"，教患儿和家长们科学预防疾病。

陆小霞说，这些年来，自己欣喜看到，随着科技创新，医学诊疗水平不断提高，分级诊疗体系不断完善，儿童健康科普事业不断发展，越来越多的孩子获得了全生命周期的守护。"习近平总书记说，江山就是人民，人民就是江山。中国共产党领导人民打江山、守江山，守的是人民的心。这句话让我的内心久久不能平静。作为医者，我们要守好人民的健康。"陆小霞说，"我将和团队一起，从重视早期健康管理、走临床保健融合发展之路、重视儿童健康科普事业发展、积极推进合理用药四大方面入手，用心用情呵护少年儿童茁壮成长。"

资料来源：武汉儿童医院.

思考：

1. 陆小霞"用心用情护佑儿童健康成长"的故事对你有什么启示？

2. 如果你是一名托育机构保健医，你将如何在实践中开展工作？

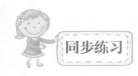

1. 你觉得什么性格的婴幼儿最容易发生心理健康问题？我们应该怎样干预呢？

2. 婴幼儿行为及心理健康问题的病因是什么？它们有什么共同的护理和防治措施？

3. 东晓，5岁男孩，是幼儿园老师和小朋友眼中的"淘气包"。他上课的时候手脚老是闲不下来，不是抠橡皮就是踢桌子腿，遇到自己不喜欢的老师还会顶嘴。父母很着急，于是带东晓到医院，医生在问病史的时候发现东晓老是眨眼睛，就问孩子是什么时候出现的眨眼症状。东晓的母亲说东晓的爸爸年轻的时候也有过这种症状，以为是遗传，所以也没当回事，具体东晓什么时候出现的眨眼症状，她也记不清了。

（1）东晓有什么症状？你觉得东晓得了什么病？

（2）如果你是东晓的老师，你打算怎样帮助东晓？

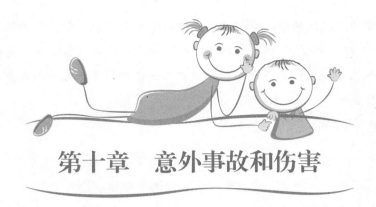

第十章 意外事故和伤害

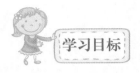

1. 掌握中毒、猫狗咬伤、各种意外伤害、呼吸心搏骤停的表现、处置流程，掌握心肺复苏的方法。

2. 了解各种中毒、意外伤害及猫狗咬伤的致病机制。

3. 加强对婴幼儿的安全监护，对家长做好指导，掌握各种婴幼儿急救知识。

婴幼儿自我保护能力弱，好奇心强，喜欢探索周围的世界，因此容易受到外界事物的伤害。随着经济社会的不断发展，营养不良及感染性疾病已经得到了有效控制，但中毒、猫狗咬伤和意外伤害等成为目前造成婴幼儿伤亡的重要原因，受到这些伤害的婴幼儿，有些会留下终身残疾，甚至失去生命。

第一节 中毒

中毒是指人体通过饮食、吸入、注射或皮肤接触等方式，吸收了一定剂量的有毒、有害物质，导致体内的组织、器官受到损害，并引发全身性的症状。与成人相比，成人中毒多是与职业暴露相关的慢性中毒，而婴幼儿中毒则多与周围环境因素有关。由于婴幼儿辨别危险的能力较弱，且低龄幼儿看到什么都喜欢往嘴里塞，因此特别容易发生急性中毒。

一、食物中毒

食物中毒是指食入含有毒素的食物引起的中毒，通常可分为感染性食物中毒、化学性食物中毒、有毒动植物性食物中毒等。食物中毒通常有以下几个特点：

（1）聚集性。一般为家庭或公共机构内的聚集，在摄入相同的有毒食物后，进食人群发生暴发性中毒。

（2）潜伏期短。多数食物中毒在 24 小时之内发病，一般不会超过 3 天。

（3）临床症状相似。食物中毒主要表现为胃肠道症状，如呕吐、腹泻等，偶可见神经系统症状，如惊厥或昏迷等。

小案例

小乐是某托幼机构的学员，今天中午他和其他小朋友一起吃了机构提供的午餐，下午小乐和其他几个小朋友都出现了腹泻、呕吐、发烧的情况，卫生机构介入调查，发现托幼机构提供的午餐大肠埃希菌超标。

问题：

1. 你知道小乐和其他小朋友为什么会发生呕吐、腹泻吗？

2. 怎么才能预防这种事件再次发生呢？

（一）病因

有毒食物的种类不同，病因也不相同。

1. 细菌性食物中毒

细菌性食物中毒主要是由细菌在肠道内繁殖产生毒素或细菌直接侵袭肠道黏膜而引起腹泻或呕吐。

2. 真菌性食物中毒

真菌性食物中毒是由于进食发霉的谷物、油料等引起的。真菌中含有的真菌毒素不容易被高温破坏，摄入后会导致肝、肾、血液等系统的损害。

3. 植物性食物中毒

植物性食物中毒很多是由食入有毒的蘑菇引起的，蘑菇内含有毒素的成分不同，可引起胃肠道、神经系统、肝脏及血液系统的损害。

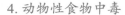

4.动物性食物中毒

动物性食物中毒常见于河豚、鱼胆、鱼肝中毒。

（1）河豚中毒。河豚中含有的河豚毒素会导致运动神经麻痹，严重者会导致呼吸肌麻痹，造成呼吸衰竭。

（2）鱼胆中毒。鱼胆中含有的某些致敏物质会导致人体自身细胞被破坏，严重者会导致全身多脏器损伤。

（3）鱼肝中毒。鱼肝脏中含有的多种有毒成分会导致身体痉挛、麻痹等。

（二）临床表现

1.细菌性食物中毒

本病多是由摄入不干净或者腐败的食物引起的，由于感染病菌不同，临床表现也不相同。细菌性食物中毒大多都有胃肠道反应。起病急，来势凶猛，一般在摄入有毒食物后数小时之内发病，表现为呕吐、腹泻。葡萄球菌食物中毒导致的腹泻多为稀水样便；沙门菌食物中毒引起的腹泻为黄绿色水便；溶血性细菌引起的腹泻大便呈洗肉水样或者血水样，随后转为脓血便；大肠杆菌引起的腹泻大便会有浓烈的腥臭味。

2.真菌性食物中毒

真菌性食物中毒多是由于食入霉变的食物引起的，主要是谷物、植物储存过程中发霉，或者已经做好的食物放久变质，婴幼儿误食这些食物导致中毒。真菌性食物中毒的临床表现比较相似，急性真菌性食物中毒首先出现胃肠道症状，如腹痛、腹胀、恶心、呕吐、食欲减退、腹泻等，而后不同的真菌毒素，可引起血液、肝、肾功能异常，如出现出血、黄疸、肝功能异常、血尿、蛋白尿等；有些真菌毒素可导致神经系统功能异常，如头晕、头痛、躁动不安、惊厥、昏迷等。慢性真菌性食物中毒甚至可能引发癌症。

3.植物性食物中毒

自然界中的植物种类较多，能引起中毒的植物也非常多，随着宣传教育工作的开展，植物性中毒患者越来越少，但婴幼儿辨别能力较差，还是容易误食有毒的植物性食物而引起中毒。最常见的植物性食物中毒类型为毒蘑菇中毒，蘑菇生长于山地、丛林等湿润的地方，没有毒的蘑菇味道鲜美，营养丰富，但误食有毒的蘑菇则会引起中毒，严重者可危及生命。毒蘑菇的毒素类型不同，中毒的临床症状也各有不同，一般毒性剧烈的蘑菇临床症状出现较晚，有些甚至数天之后才会出现症状，导致此病的诊断难度增加。婴幼儿食入毒蘑菇后，一般在数小时之内发病，可表现为腹痛、恶心、呕吐、流涎、流泪、尿失禁、心动过缓、颜面潮红等症状，严重者甚至会出现谵妄、幻视、精神异常等症状。

👆 小贴士

毒蘑菇鉴别的误区

一直以来都有很多文章教我们如何识别蘑菇是否有毒，如颜色鲜艳的蘑菇不可食用；不生蛆或者不生虫的蘑菇不可食用；受伤后流汁液的蘑菇不可食用等。但这些方法都不是完全可靠的，最可靠的方法就是不采摘、不食用野生蘑菇。

4. 动物性食物中毒

随着科普力度的不断增大，动物性食物中毒也已少见，但有些家长喜欢带着孩子一起"尝鲜"则有可能导致婴幼儿食入有毒的动物性食物而导致中毒。最常见的动物性食物中毒为河豚中毒、鱼胆中毒以及鱼肝中毒。

（1）河豚中毒。河豚生长于我国南方，外形可爱、肉质鲜美，但河豚的生殖器、皮肤、鱼子、肝脏等均有剧毒，若河豚没有经过专业脱毒处理，食入后可引起中毒甚至死亡。一般婴幼儿在食入河豚数小时之内起病，表现为恶心、呕吐、腹痛、腹泻等，而后出现口周、指端发麻，逐渐进展为全身麻木、四肢无力、感觉障碍、呼吸功能严重障碍，最终呼吸循环衰竭导致死亡。

（2）鱼胆中毒。患儿误食鱼胆后可出现阵发性呕吐，严重者会出现呕吐物中带血，而后可出现肝区胀痛、黄疸等症状。

（3）鱼肝中毒。患儿可出现恶心、呕吐、腹泻、头痛、头晕、脱皮、脱发、肝脏肿大等症状。患儿的临床症状严重程度与患儿食入肝脏的量有关。

（三）治疗

若发现患儿食入有毒食物，应立即催吐、洗胃，同时积极补液，纠正酸中毒，严重者要进行血滤治疗；而后根据患儿中毒类型给予对症及促进排泄治疗。

（四）护理及预防

（1）平时加强对婴幼儿的教育指导，注意饮食卫生，不要食用过期及变质食物；不要暴饮暴食，吃饭时要细嚼慢咽，养成良好的饮食习惯；加强对婴幼儿父母的教育，由于患儿自制能力及辨别能力较差，因此在家庭生活中父母的管教及引导起着很大作用，尤其要教育婴幼儿父母改正自身不良的饮食习惯和偏好，如喜欢吃腌渍食品、烧烤、野蘑菇等，让父母做好表率。

（2）加强托幼机构食品卫生安全的管理力度，尤其要做好餐饮人员的卫生安全管理，防止聚集性食物中毒事件发生。此外，做到婴幼儿"一人一餐具"，防止疾病传播；对婴幼儿进行餐饮卫生安全及礼仪教育，防止病从口入。

（3）若发现婴幼儿出现疑似中毒症状，应当立即拨打120求助，并及时对婴幼儿催吐，减少有毒物质吸收，以缓解病情。注意：在催吐时，不可随便为患儿灌肥皂水。

👆 小贴士

催吐方法

将中指或筷子放入患儿咽喉以刺激舌根部和咽喉壁，利用咽反射，将患儿胃内容物吐出来，反复几次就可达到目的。如果胃内容物比较黏稠，在催吐前可让患儿多喝些水。

二、有机磷农药中毒

我国是农业大国，但人均耕地面积低于世界平均水平，因此，千百年来我国形成了"精耕细作"的耕作模式，这种情况使得农民必须提高耕地的使用效率才能满足人们的饮食需要，因此农药在我国应用十分普遍，但农药带来的副作用如粮食、蔬菜的安全问题等也十分突出。婴幼儿喜欢探索，好奇心强，容易把农药当成饮料误食造成中毒，且婴幼儿各个系统非常稚嫩，一旦中毒造成的危害相比成人会更加严重，所以认识和预防婴幼儿农药中毒对婴幼儿的健康发展十分重要。

👆 小案例

金金，男孩，6岁，是一个非常懂事的孩子。今天他在地里帮爸爸干农活，爸爸负责给庄稼打农药，金金帮爸爸兑农药。可干了不一会儿金金就出现了流汗、流口水、流鼻涕的症状，爸爸觉得可能是天气太热的原因，赶紧让金金去树荫下休息，可金金的症状并没有缓解，反而出现了手脚抖动的症状，爸爸意识到情况不好，赶紧将金金送到医院治疗。

问题：

1. 你觉得金金可能发生了什么状况？

2. 如果你是金金的爸爸，你第一时间会怎么处理？

有机磷农药是我国常用的农药种类之一，常见的有敌敌畏、敌百虫、乐果、稻丰散等，但各种有机磷农药毒性和中毒方式不同，对婴幼儿身体的伤害也不同。一般经口食入比呼吸道吸入和皮肤吸收症状更重，发病更快。但如果经呼吸道或者皮肤吸收过量的有机磷农药也会引起严重的后果，甚至造成患儿死亡。

（一）病因

婴幼儿中毒的原因多为误饮或者食入被有机磷农药污染的瓜果蔬菜。此外，成人在使用农药后没有及时洗手和洗澡就为婴幼儿哺乳或者做亲密动作，婴幼儿在喷洒过有机磷农药的大棚里或田地玩耍，年长的孩子与家人闹矛盾后服用农药自杀也是常见的原因。

有机磷农药进入人体后会干扰神经递质的代谢，造成肌肉、心脏、腺体等组织和器官功能异常。

（二）临床表现

根据有机磷农药对人体的作用时间，有机磷农药中毒的临床表现可分为急性期和恢复期两个时期。

1.急性期

一般在经口食入有机磷农药10分钟左右，经呼吸道吸入30分钟左右或者经皮肤吸收2～6小时发病，表现为流口水、流泪、痰液增多、呕吐、腹泻、心率减慢等，而后出现肌肉痉挛，继而出现肌肉疲劳、麻痹、呼吸衰竭。

2.恢复期

中间综合征是急性有机磷农药中毒恢复期的表现，一般出现在急性有机磷农药中毒后3天左右，患儿出现肌肉麻痹，表现为不能抬头、眼球活动受限、肢体无力、呼吸肌麻痹等。此期对患儿需要进行对症治疗，有时需要给予通气支持治疗。

迟发性周围神经病也是恢复期的表现之一，一般出现在急性有机磷农药中毒后2～3周，患儿表现为手脚麻痛，一般呼吸肌不会受累，通常半年至1年恢复。

（三）治疗

1.急性期的治疗

本病患儿死亡率最高的时期就是急性期，因此急性期的救治极为关键，具体救治措施如下：

（1）去除污染。发现婴幼儿急性中毒后马上带婴幼儿脱离污染。若婴幼儿误饮农药，一般早期使用生理盐水或者清水洗胃，洗胃后灌入活性炭，并用甘露醇导泻。若为呼吸道吸入，应及时将婴幼儿带离污染现场。若为皮肤吸收，应及时脱去患儿衣物，并更换新衣服，清洗患儿皮肤，必要时剔除患儿毛发。

（2）药物治疗。主要是应用阿托品、解磷定缓解症状，恢复胆碱酯酶活性。

（3）对症支持治疗。若患儿出现呼吸肌疲劳，要及时给予呼吸支持治疗，防止发生呼吸衰竭。

2. 恢复期的治疗

中间综合征是较为严重的恢复期疾病，若出现呼吸肌麻痹症状，应及时进行气管插管，并给予大剂量解磷定突击治疗。迟发性周围神经病以对症支持治疗为主，同时进行辅助锻炼以及神经营养治疗。

(四) 护理和预防

（1）一旦发现婴幼儿有疑似农药中毒的可能，应当立即拨打120，在急救医生到达之前应及时去除有机磷农药，如果患儿经口食入，应当立即催吐，催吐之前可让患儿饮清水，以稀释有机磷农药，同时利于胃内容物吐出。如果患儿皮肤接触有机磷农药，应当立即将患儿衣物去除，用清水为患儿洗澡，然后换上干净的衣物，切勿将已经污染过农药的衣服再给患儿穿上。若患儿头部沾染有机磷农药，应当将头发剃除，然后用清水为患儿清洗头部。如果患儿经呼吸道吸入有机磷农药气体，应立即将患儿带离有毒环境。

（2）严密观察患儿病情变化，如果患儿出现危急情况，在专业救援人员到达之前，应当及时为患儿实施初级心肺复苏。

（3）在平时生活中应当将农药放置于婴幼儿接触不到的地方，托幼机构不应当储存农药等有毒有害物质。帮助婴幼儿养成良好的饮食习惯，食用瓜果蔬菜等生鲜食物之前应当将其清洗干净。对家长进行教育，告诉家长使用完农药之后，应当立即洗手洗澡，并换上干净衣服，而后才能接触孩子；在喷洒农药过程中，不要让孩子在周围玩耍，也不要让孩子在喷洒完农药的农田里玩耍。及时对有心理障碍的孩子进行心理疏导，教育孩子要珍惜生命，以减少其服用农药自杀的可能。

课后思考

1. 婴幼儿急性有机磷农药中毒有哪些症状？
2. 当发现急性有机磷农药中毒的患儿，我们应该怎么做？
3. 如何预防婴幼儿急性有机磷农药中毒？

三、毒鼠药中毒

自从人类有记载的历史以来，老鼠就一直伴随在人类周围。老鼠会啃食农作物，传播鼠疫等传染病，对人类健康造成了极大的威胁，因此"灭鼠"一直是人类社会发展离不开的话题。常见的灭鼠方法是投放毒鼠药，目前常用的毒鼠药有敌鼠、毒鼠强等，前者是一种抗凝药物，敌鼠进入老鼠机体后，此种药物会抑制凝血，导致老鼠机体多部位出血，从而达到灭鼠的目的；后者会作用于老鼠中枢神经系统，导致中枢神经系统呈现过度兴奋状态而发生惊厥，最后猝死。目前很多社区都设有毒饵站，里面会定期投放毒鼠药物，婴幼儿辨别能力较弱，出来玩耍时很有可能会误食其中投放的毒鼠药物，导致急性中毒。

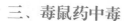 **小案例**

鹏鹏，3岁的男孩，是个活泼开朗的孩子，父母不在家时奶奶经常带他去楼下玩耍。今天鹏鹏的妈妈发现他流鼻血，腿上也出现了大量出血点，妈妈赶紧带孩子去医院诊治，医生追问鹏鹏病史，鹏鹏告诉医生，昨天他和奶奶在楼下玩耍时，趁奶奶不注意吃了放在楼下毒饵站中的面包屑。

问题：

1. 你知道鹏鹏为什么会出现这种症状吗？

2. 如果鹏鹏是毒鼠药物中毒，你认为是哪种药物？

（一）病因

1. 敌鼠中毒

婴幼儿误食敌鼠后药物会作用于肝脏，导致肝脏合成凝血酶减少，从而出现全身各处出血的现象，而且敌鼠也会伤害毛细血管壁，导致毛细血管受损，加重出血倾向。

2. 毒鼠强中毒

毒鼠强是一种剧毒药物，它会与中枢抑制性神经递质结合，使得中枢神经系统兴奋性增加，最终导致患儿呼吸衰竭。

（二）临床表现

1. 敌鼠中毒

婴幼儿在食入此种药物后3天之内出现中毒症状，起初主要表现为恶心、呕吐、食

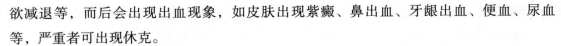
欲减退等，而后会出现出血现象，如皮肤出现紫癜、鼻出血、牙龈出血、便血、尿血等，严重者可出现休克。

2. 毒鼠强中毒

毒鼠强为剧毒药物，婴幼儿摄入此种药物后会很快起病，潜伏期为 0.5 ~ 1 小时，开始主要表现为头晕、恶心、呕吐、乏力等，紧接着出现全身抽搐，最终导致呼吸衰竭而死。此病进展迅速，最快可在 10 分钟之内死亡。

（三）治疗

与其他药物中毒一样，本病早期治疗方法为催吐与洗胃。敌鼠中毒患儿要注意防止出血，一般要注射维生素 K，必要时进行输血治疗。毒鼠强中毒患儿可使用抑制惊厥的药物，要及早进行血滤或透析治疗。

（四）护理和预防

对婴幼儿进行教育，防止其误食毒饵站投放的毒鼠药物。具体可参考"有机磷农药中毒"的护理和预防内容。

🎈 课后思考

1. 敌鼠和毒鼠强两种药物中毒后各有什么症状？

2. 为了预防婴幼儿毒鼠药物中毒的发生，你认为小区毒饵站应该做什么改进？

四、强酸中毒

强酸在我们平时生产生活中很常见，也是婴幼儿比较容易接触到的物质，尤其是父母从事洗车、装修等行业的婴幼儿。常见的强酸有硫酸、硝酸、盐酸等，它们对婴幼儿皮肤、黏膜的刺激和腐蚀作用很强。常见的中毒途径为经口误食、皮肤接触或呼吸道吸入等。强酸性物质不只见于化工厂、制药企业以及实验室，家庭日用品、擦亮剂、蓄电池等也含有强酸类物质，婴幼儿强酸中毒也可能是由于误食这些物质造成的。例如，蓄电池燃烧时可散发出大量酸性气体，婴幼儿吸入后可导致强酸中毒。

小案例

琦琦，5 岁的女孩，由于父母都是科学家，因此年幼的她也成了"科技小达人"，经常在父母的指导下做各种化学实验。昨天，独自在家的琦琦又闲不住了，自己鼓捣各种化学液体，可她一不小心把一瓶浓硫酸洒在了自己的衣袖上，顿时感觉到一阵刺痛，她赶紧把自己的衣服脱下来，由于父母告诉她碱可以中和酸，琦琦就把一小瓶碳酸氢钠倒在了自己的伤口上……

问题：

1. 琦琦的"自救"哪里做对了？哪里做错了？

2. 如果是你，你知道该如何处理吗？

（一）临床表现

1. 经口误食

婴幼儿吞食强酸性物质后，口腔、咽部等被酸腐蚀的部位表面变成灰白色并且长出水疱，由于喉头痉挛或水肿，患儿会有声音嘶哑、吞咽困难等症状。食管及胃肠黏膜在其腐蚀下会溃烂、出血，婴幼儿会有恶心、呕吐、腹痛、便秘或腹泻等症状；呕吐物有酸味，严重灼伤者会吐出血液和消化道黏膜碎片，并可能导致患儿窒息；严重者可发生胃穿孔甚至休克。酸性物质吸收入血液后可发生重度酸中毒，患儿出现呼吸困难、惊厥、昏迷等症状，部分患儿有肝、肾损害。

2. 皮肤接触

患儿皮肤会被酸性物质腐蚀，出现疼痛、红肿、溃疡等，当腐蚀面积较大时，可并发全身症状，如发热、脱水、感染等。

3. 呼吸道吸入

婴幼儿由呼吸道吸入酸性物质后会出现刺激症状，如剧烈咳嗽、呼吸困难、胸闷、青紫等。有些急症患儿会发生喉痉挛、气道坏死，并可造成窒息。

（二）治疗

1. 经口误食

与其他中毒类型不同，患儿经口误食强酸类药品后切忌催吐和洗胃，以免加重食管以及胃部损伤，可让患儿服用生蛋清、牛奶以及稀肥皂水等，而后服用植物油等，以保护消化道黏膜。

2. 皮肤接触

皮肤接触酸性物质的患儿,首先要用清水冲洗10分钟,而后用2%碳酸氢钠溶液冲洗,再用生理盐水冲洗。然后要根据烧伤程度和范围由皮肤科医生决定治疗方案。若患儿皮肤损伤严重,则需要进行手术治疗;如果患儿疼痛症状严重,则可用吗啡等进行镇痛。

3. 呼吸道吸入

用2%碳酸氢钠溶液进行雾化吸入,必要时进行呼吸机治疗。

(三)护理和预防

(1)本病救治的关键在于急症处理。首先要第一时间识别患儿,若发生强酸中毒,婴幼儿马上会有明显的临床症状,结合患儿周围的强酸性物质,本病并不难识别。对于经口误食的婴幼儿不要第一时间进行催吐或洗胃,可喂给患儿鸡蛋清以消耗胃内的酸性物质,并在第一时间拨打120,及时将患儿送往医院治疗。若患儿皮肤接触强酸,要立即用清水清洗患儿皮肤,切忌用碱性物质中和强酸,清水冲洗时间为10分钟以上,并及时将患儿送往医院处理。

 小贴士

皮肤接触强酸后不能用碱性物质冲洗

酸性物质与碱性物质发生中和反应时会散发出大量的热量,酸性物质接触皮肤后患儿皮肤已经受损,若此时用碱性物质清洗会产生高热而灼伤皮肤,加重损伤。若婴幼儿皮肤接触强酸,并且经呼吸道吸入酸性气体,应首先将患儿带离酸性气体环境,及时拨打120。如果患儿出现呼吸心脏骤停,要立即为患儿进行心肺复苏。

(2)平时将强酸液体放置于婴幼儿接触不到的地方,托幼机构禁止储藏强酸液体。平时要加强对婴幼儿的安全宣教,让其意识到不能随便触摸或者饮用未知的液体,以防意外情况发生。

课后思考

1. 你知道生活中婴幼儿会在哪些地方接触到强酸吗?它们是哪种强酸呢?

2. 当婴幼儿皮肤接触到浓硫酸后,你知道应如何急救吗?

五、清洁用品中毒

清洁用品是婴幼儿经常接触的化学用品之一，由于很多清洁用品中添加有芳香剂，加之婴幼儿年幼，很容易将其当成食物误食而导致中毒。婴幼儿经常误食的家用清洁用品有肥皂、漂白粉、去污剂、六氯酚、氨化合物等。

小案例

今天早上，妈妈发现2岁的小曼把家里的肥皂当成零食啃食，就赶紧制止了小曼的行为，并把小曼口中剩余的肥皂屑抠了出来，然而小曼已经吃下去了不少肥皂。肥皂已经吃下去了怎么办？小曼的父母不知所措。

问题：

1. 婴幼儿误食肥皂等家中常用的清洁用品后会有什么临床表现？

2. 如果你是小曼的家长，你会怎么做？

（一）临床表现和治疗

1. 肥皂中毒

肥皂是目前应用最广泛的家用清洁用品，也是婴幼儿经常误食的物品之一。肥皂的毒性一般比较小，对皮肤黏膜的刺激也比较弱，因此误食后患儿症状轻微，一般只有呕吐、腹泻的症状。婴幼儿误食肥皂后，可让其大量饮用清水、牛奶或蛋清，而后进行催吐。如病情有需要，可进行静脉补液等治疗。

2. 六氯酚中毒

六氯酚是一种杀菌药剂，主要用于皮肤的清洁消毒。在日常生活中，去污剂、肥皂等清洁用品多含有此成分。本品大量应用后可被皮肤吸收，由于皮肤吸收量多而导致中毒时可发生中枢神经兴奋的症状，如抽搐、惊厥等，若被误食，患儿可出现恶心、呕吐、腹痛、腹泻、脱水、惊厥、休克等症状，甚至危及生命。婴幼儿皮肤接触六氯酚后，可用清水或生理盐水清洗。若患儿出现恶心、呕吐、腹痛、腹泻等消化系统症状时，要对症处理并进行补液治疗；若患儿出现神经系统症状如惊厥等时，要进行镇静治疗；若患儿出现休克，应立即进行抢救。

3. 漂白粉中毒

漂白粉对皮肤黏膜的刺激比较轻，但接触大量漂白粉后也可引起皮肤、黏膜或者眼睛的轻度灼伤，若婴幼儿误食，可引起呕吐、腹泻等症状。婴幼儿的皮肤黏膜等接触漂白粉后，可用 4% 碳酸氢钠溶液冲洗；如果眼睛内进入漂白粉，可用抗生素滴眼液；若婴幼儿误食漂白粉，首先要进行催吐处理，然后进行洗胃和饮用牛奶、鸡蛋清等以保护消化道黏膜，必要时进行补液治疗。

4. 去污剂中毒

市面上出售的去污剂的主要成分是表面活性物质，可分为阳离子性、阴离子性和非离子性三种，其中阳离子性去污剂毒性较强。婴幼儿误食阳离子性去污剂后可出现恶心、呕吐、腹泻等症状。阳离子性去污剂虽然毒性较强，但很快可被人体灭活，因此病程较短，但如果患儿摄入量较多，发生严重后果的时间也更短。婴幼儿误食阴离子去污剂后可出现消化道症状，此外，由于阴离子去污剂多属于碱性物质，患儿摄入后也可出现消化道灼伤的症状，如腹痛、呕血、便血等。非离子性去污剂一般对皮肤或黏膜的刺激症状较轻，婴幼儿少量摄入后消化道症状较轻。发现婴幼儿误食去污剂后，应及时为其催吐并用清水或生理盐水进行洗胃，让患儿服用牛奶或鸡蛋清以保护胃肠道黏膜，并及时对症处理。

（二）护理和预防

（1）一旦发现婴幼儿误食清洁剂，应立即制止并给予催吐处理，及时让婴幼儿饮用牛奶或鸡蛋清以保护胃肠道黏膜。同时拨打 120 前往医院进行洗胃及其他对症处理。

（2）平时在生活中可将清洁用品放置于婴幼儿不容易接触到的地方，因为他们对于周边的危险认识不足，极容易把清洁用品当成食品或饮料误食或误饮。

（3）在选用清洁用品时，应当选用低毒产品，即使婴幼儿误食也能把危险降至最低。

🎈 课后思考

现在家用清洁用品往往会添加各种芳香剂，这会掩盖有效成分难闻的气味，并使得清洗后的物品带有芳香味，但这也会让很多婴幼儿把它们当成食品误食。你觉得应该怎样做才能避免这种情况呢？

六、一氧化碳中毒

一氧化碳中毒就是我们常说的煤气中毒，目前大多数城市居民已经较少用煤气而改用更为安全的天然气，现在一氧化碳中毒主要来自农村。很多农村婴幼儿家里都生煤炉

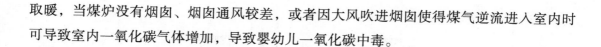

取暖，当煤炉没有烟囱、烟囱通风较差，或者因大风吹进烟囱使得煤气逆流进入室内时可导致室内一氧化碳气体增加，导致婴幼儿一氧化碳中毒。

小案例

东北的冬天非常冷，住在农村的6岁女孩晓晓家里生煤炉取暖，昨天晚上，晓晓嫌自己房间的炉火不够暖和，于是没有告知家长就擅自打开了煤炉的盖子，晓晓感觉很暖和，便安心地睡着了。第二天早上的时候，晓晓的妈妈发现晓晓8点了还没起床，于是推开了晓晓房间的门，发现晓晓已经不省人事，于是赶紧送往医院。

问题：

1. 你知道晓晓发生了什么事吗?
2. 家长第一时间应该对晓晓做什么处理?

（一）病因

人体内的红细胞依靠血红蛋白运送氧气，当人体吸入空气后，空气中的氧气会与血红蛋白结合，顺着血液流经人体组织从而为组织供氧。一氧化碳与血红蛋白的结合能力是氧气与血红蛋白结合能力的几百倍，因此，当空气中充满一氧化碳时，一氧化碳极易与血红蛋白结合，使得血红蛋白失去运输氧气的能力，从而造成组织缺氧，并最终导致患儿死亡。

（二）临床表现

患儿一开始吸入一氧化碳时，可有头晕、头痛、眼花、耳鸣、四肢无力等非特异症状，随着时间的推移，患儿缺氧症状会更加严重，出现恶心、呕吐、胸闷、呼吸困难、昏睡、昏迷直至死亡。与一般缺氧导致的窒息不同的是，一氧化碳中毒患儿皮肤及嘴唇不会表现出紫绀，相反，患儿口唇呈特征性的樱桃红色。

（三）治疗

发现婴幼儿一氧化碳中毒后，应当立即将其转移至空气流通的场所，一般轻症患儿离开充满一氧化碳的有毒环境后可逐渐恢复，但重症患儿需要氧气吸入治疗。高压氧舱治疗是目前救治一氧化碳中毒患儿最有效的方法，此法对于减轻组织水肿及脑水肿极为有效。若患儿发生休克，应当及时进行急救，并采取抗休克治疗。

（四）护理和预防

（1）一旦发现婴幼儿发生一氧化碳中毒，应当及时将患儿转移至空气流通、温暖、安全的地方，并立即拨打120求救。如果患儿发生呼吸、心搏骤停，应当立即进行心肺复苏。

（2）冬天来临时应当及时修整自家煤炉，防止煤气漏出。在购买煤炉时，应当选用经过安全认证的产品，生煤炉的房间要注意时常开窗通风，防止一氧化碳气体聚集。

（3）对婴幼儿进行安全教育，告知婴幼儿不要擅自为煤炉添加燃料或者打开煤炉。婴幼儿在生有煤炉的房间里时一定要有家长在场，以防意外发生。

🎈 课后思考

1. 简述一氧化碳中毒的原因和发病机制。
2. 在我国北方，冬天发生一氧化碳中毒的事件非常多，请论述如何才能避免一氧化碳中毒事件的发生。
3. 婴幼儿一氧化碳中毒后我们应当如何救治？

第二节　猫狗咬伤

猫狗咬伤通常多见于农村地区婴幼儿，但随着城市居民饲养的宠物越来越多，城市婴幼儿被猫狗咬伤的现象也越来越多。婴幼儿对于猫狗等小动物具有天然的亲近感，但他们不容易把控猫狗的情绪，自我保护能力差，很容易激惹猫狗而被猫狗咬伤。

👆 小案例

5岁的帆帆是个有爱心的小男孩，他经常给小区里的流浪猫投喂食物。今天他在给几只小猫喂食的时候被抢食的猫咬伤了，伤口很深，还流血了。帆帆的妈妈赶紧给帆帆包扎好伤口，并马上送往医院注射狂犬病疫苗。

问题：

1. 帆帆的妈妈哪些地方做得对，哪些地方做得不对？你知道被猫狗咬伤后应该怎样处理吗？

2. 现在城市里的流浪猫狗越来越多，流浪猫狗咬人、伤人的事件也层出不穷，你有什么好方法或建议改变这种情况吗？

一、临床表现

猫狗咬伤最直接的表现就是出血以及皮肤撕裂伤，被咬伤的部位多为四肢，伤口可见咬痕，可深达肌肉并伴有强烈的疼痛以及出血。如果婴幼儿被带有狂犬病毒的猫狗咬伤可能会并发狂犬病，此病是一种致死性疾病，死亡率接近100%。狂犬病的潜伏期从数日到数月不等，发病时表现为狂躁、怕水、焦虑不安、多汗、流涎、喉部痉挛、对声音和光亮等刺激过敏等症状。狂犬病是目前已知传染病中死亡率最高的一种疾病，一旦确诊预后极差。

二、治疗

（一）伤口处理

一旦婴幼儿被猫狗咬伤后，应当立即对伤口进行清洗，一般用肥皂水或者流动的自来水进行冲洗，冲洗时间不得少于15分钟。如果被咬伤口较深，应当用注射器对伤口进行灌洗。若患儿被没有感染狂犬病毒的猫狗咬伤，伤口可根据情况进行缝合；但如果是被狂犬病毒感染的猫狗咬伤，伤口绝对不可缝合。

（二）接种狂犬病疫苗

婴幼儿被猫狗咬伤后，尤其是被野猫和野狗咬伤后，应当第一时间前往医院接种狂犬病疫苗，疫苗接种越早越好，一般接种5次，在被猫狗咬伤后，当天和第3、7、14、28天各接种一次。若接种疫苗后1年之内再次被咬伤，应当在被咬伤的当天和第3天各接种一次。在接种疫苗1～3年之内再次被咬伤者，应在被咬伤的当天和第3、7天各接种一次。

（三）其他措施

婴幼儿被猫狗咬伤后，应当注射狂犬病免疫球蛋白或抗狂犬病免疫血清，以达到被动治疗的目的。

三、护理和预防

（1）一旦发现婴幼儿被猫狗咬伤，应当立即为孩子处理伤口。若咬伤部位较小、较浅，应当立即将其伤口放置于流动的清水下冲洗至少15分钟，冲洗完毕后，立即送至医院接种狂犬病疫苗及狂犬病免疫球蛋白。若伤口较大、较深或者出血严重，应立即对伤口进行包扎止血，并及时送往医院做进一步处理。在为患儿清洗伤口的同时应当安抚患儿情绪，以消除患儿的恐慌心理。

（2）婴幼儿家里尽量不要饲养性情暴躁的宠物，饲养的猫狗应当及时接种狂犬病疫苗，并教育婴幼儿如何与这些小动物和平相处。婴幼儿在户外活动时应当远离野猫和野狗，更不要给其投食，以防止被猫狗等咬伤。婴幼儿家长、婴幼儿健康教育从业者以及其他群众应当共同管理好社区周围的流浪猫狗，及时将流浪猫狗驱离或送往收容机构，以保护婴幼儿安全。

课后思考

1. 狂犬病人有什么临床表现？怎样做才能预防狂犬病？

2. 课后查阅资料，了解为什么被猫狗咬伤后既要接种狂犬病疫苗，同时医生也建议注射狂犬病免疫球蛋白。

第三节 意外伤害

意外伤害往往突发，来不及做出反应，而且有些伤害为不可逆性伤害，轻者会留下疤痕、躯体残疾、心理蒙受阴影，严重者甚至会危及生命，给家庭和社会造成极大的负担。因此，及早预防及治疗婴幼儿意外伤害是提升婴幼儿生活质量、保障婴幼儿未来发展的有效途径之一。

一、擦伤

擦伤是婴幼儿最常见的意外伤害之一，它是指婴幼儿表皮或真皮由于受到摩擦而造成损伤。

（一）临床表现

根据擦伤的深度可分为浅擦伤和深擦伤。浅擦伤只伤及表皮，表现为创面疼痛，有少量组织液渗出，但不会流血。此种类型预后最好，一般在 1 周之内就可痊愈，且不会留下疤痕。深擦伤是指累及真皮层的皮肤损伤，患儿自觉疼痛，创面会有渗血。此种类型愈合较慢，病程约在 2 周以上，且伤口愈合后往往会留下疤痕。

（二）治疗

先用清水或生理盐水及时清洗创面，然后用碘伏反复涂抹创面，直至创面结痂。如果创面污染严重，应当将患儿局部麻醉后去除创面污物，严重时可用纱布外敷，直至创面结痂。若发生感染，应当局部或全身使用抗菌药物。

（三）护理和预防

（1）若发现婴幼儿擦伤，应当及时为婴幼儿清理创面，可用清水冲洗，有条件者可用生理盐水。若创面无渗血可自行涂抹碘伏或络合碘溶液直至创面结痂。若创面渗血严重，可用干净纱布压迫止血，然后送往医院进行处理。

（2）平时加强对婴幼儿的安全教育，避免在活动时摔倒受伤。低龄婴幼儿要加强看护，尤其是在户外活动时，应当有成年人陪伴。

二、挫伤

挫伤是指患儿身体碰撞坚硬物体后受挤压导致的软组织损伤。与擦伤不同，挫伤部位的皮肤是完整的。

（一）临床表现

挫伤后局部会有疼痛、皮肤青紫、受伤部位肿胀。若损伤部位为关节，则肿胀更为明显，并且可导致身体活动障碍。

（二）护理和预防

在挫伤后 24 小时之内可冷敷受伤部位以使毛细血管收缩，减少液体渗出，达到消肿止痛的目的。24 小时之后可改为热敷，以促进肿块消散和吸收。若损伤部位为关节或者影响患儿肢体活动，应当及时将患儿送往医院，用绷带加压或用夹板固定。

其余措施参考擦伤的护理与预防内容。

三、烧伤

由高温所引起的组织损伤称为烧伤，烧伤常见于体表皮肤，也可见于其他部位如呼吸道、口腔等。一般认为，烧伤单指被火灼烧引起的损伤，但在医学上，只要是高温物质造成的皮肤损伤都可称为烧伤，常见的有火焰、沸水、蒸汽等。此外，强酸、强碱等化学物质，以及电流、放射线等也可以引起烧伤。

小案例

洋洋，3 岁的小男孩，今天在家里玩耍的时候打翻了装满热水的暖水瓶，暖水瓶被摔碎，热水溅了洋洋一身，他瞬间感觉全身剧烈疼痛。洋洋被烫伤的地方表皮发红，用手指触摸时疼痛加重，且非常干燥。

问题：

1. 烧伤分为几度？各有什么表现？

2. 你知道洋洋的皮肤是几度烧伤吗？

(一) 临床表现

根据烧伤的深度不同，患儿可有不同的临床表现。临床上一般将烧伤分为三度。

1. 一度烧伤

此种类型烧伤最为表浅，患儿表现为被烧伤皮肤充血、发红、表面干燥、自觉疼痛明显。一般烧伤后 2～3 天症状消失，1 周之内便可痊愈并且不会留有疤痕。

2. 二度烧伤

根据伤及皮肤的结构以及深浅又可分为浅二度烧伤与深二度烧伤。前者患儿疼痛明显，创面有水疱形成，一般 1～2 周痊愈；后者伤及皮肤更深，可伤及真皮层，表现为烧伤部位苍白，患儿受伤部位感觉迟钝，疼痛感较轻，创面可见淡红色小点，造成创面红白相间，一般在烧伤后 1 天左右最为明显。由于此种类型毁伤较严重，一般 3～4 周后皮肤才会愈合，并且大多会留下疤痕。

3. 三度烧伤

烧伤程度更严重，不光是皮肤皮下组织，肌肉、骨骼等也可受累，皮肤会有焦痂形成，呈蜡白色、胶黄色或炭黑色，创面干燥，无水疱形成，患儿受损皮肤感觉消失，没有痛觉。

（二）治疗

1. 现场急救

当发现患儿被火烧伤时，应当立即帮助患儿远离火源。若患儿身上着火，应帮助患儿就地打滚，以扑灭火焰，也可用冷水将火扑灭或者用棉被等覆盖火焰。若患儿被热水烫伤，应当立即为其脱下被热水浸润的衣物，同时用冷水喷洒，帮助其降温。在用冷水冲洗皮面时要注意保持创面的清洁，必要时可先用保鲜膜等覆盖患儿受损皮面，再用冷水冲洗，注意千万不要用食醋、牙膏、油膏等涂抹受损皮肤，以免造成皮肤二次损伤或者感染。

2. 医院治疗

患儿被送往医院后，医生会根据患儿皮肤受损情况制定不同的治疗策略。轻症患儿注意消毒，口服抗生素预防感染即可，重症患儿可能需要植皮甚至截肢。

（三）护理和预防

（1）一旦发现烧伤患儿，应当首先帮助患儿远离热源。若患儿身上着火，可用湿衣物或者清水直接扑灭，如果条件允许，应当立即脱下患儿身上衣服；若烧伤较轻，可用冷水冲洗患儿烧伤的皮面，并及时将患儿送往医院治疗。

（2）教会幼儿火场逃生知识，告知幼儿发生火灾时不要惊慌，可用打湿的衣物盖住身体并捂住口鼻，以较低的身体姿态逃生；幼儿要远离火源，如不要让他们靠近锅炉、暖水瓶等，以防止被热水或者蒸汽烫伤；幼儿要远离危险物品，如强酸、强碱、电源插座，夏天时不要在阳光下暴晒太长时间。

课后思考

1. 婴幼儿烧伤的原因有哪些？为什么婴幼儿容易被烧伤？
2. 发现有婴幼儿被烧伤后，我们应当在第一时间如何处理？

四、溺水

溺水是我国婴幼儿意外伤害致死的首要原因，每年都有很多婴幼儿因为游泳或者洗澡溺亡，给家庭和社会带来深重的灾难。因此，及时普及溺水的相关知识，让家长及婴幼儿认识到溺水的危害性，让家长加强对婴幼儿的监管并预防溺水事件的发生，对个人、家庭以及社会都有极为重要的意义。溺水的发生率以夏季最高，男孩的发生率比女孩高，农村的发生率比城市高。

小案例

近日，微博中一段"一男婴在母婴生活馆泳池内溺水3分钟"的视频在网络上流传，视频中一名男婴独自在泳池内游泳，旁边没有工作人员。男婴翻了一个跟头，从游泳圈中脱离，在水中不断挣扎，3分钟后男婴没有了活动迹象。

问题：

1. 母婴生活馆管理人员犯了什么错误？

2. 怎样才能避免这种悲剧发生？

在我国，4岁以下婴幼儿溺水死亡的原因主要是在水缸或浴缸中溺亡；4岁以上幼儿溺亡的主要原因是由于在水边嬉戏落水而亡；青春期的孩子溺亡的主要原因是因为游泳。溺水后，婴幼儿会不自主地屏气，因而造成脑部缺氧，这个过程一般不会超过1分钟，而后强烈呼吸的冲动会使得水大量涌入气管中造成喉痉挛，并让脑缺氧进一步加重，当大脑因为缺氧失去意识后，喉痉挛消失，水涌入肺中，造成呼吸及心跳暂停，若不能得到及时有效的救治，患儿会迅速死亡。

溺水过程极为痛苦，婴幼儿溺水时会强烈挣扎并大声呼救，没入水中后，孩子可因缺氧窒息而迅速导致心脏骤停，此过程一般持续数秒到数分钟，因此，对溺水婴幼儿的及时援救极为关键。

（一）抢救与治疗

1. 溺水现场抢救

一旦发现有婴幼儿溺水，应当尽快采取措施施救，但救助婴幼儿的同时也要充分保证自身的安全。对于落入水库或河流中的婴幼儿，若不能保证自身安全，切不可贸然下水，应当及时呼救周围人员，采取有效的安全措施后再进行救援。将婴幼儿打捞上岸后，要争分夺秒进行抢救，首先要检查婴幼儿的呼吸、心跳，如果婴幼儿有自主呼吸，应当让婴幼儿采取仰卧位，并拨打120进行求救。若婴幼儿没有呼吸，但有心跳，应当及时为婴幼儿进行人工呼吸。若婴幼儿没有呼吸，心搏骤停，应当及时为其进行心肺复苏。

 小贴士

婴幼儿溺水后，若救治及时，由于本身会发生喉痉挛，因此很少会把水吸入肺中；

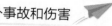

即使婴幼儿肺中已经吸入大量水，通常也会被迅速吸收进入循环系统，因此，对溺水婴幼儿救治时没有必要采取倒立或者拍背等方法使肺中的水流出。

2. 医院治疗

患儿进入医院后，医生会根据患儿的症状以及检查进行评估治疗，轻症患儿只需观察，并且采取措施预防感染；重症患儿可能要采用呼吸机辅助通气以及进行抗休克治疗。

（二）预防

预防婴幼儿溺水最重要的方法是加强对婴幼儿的监管，尤其是在夏天的农村，要告知孩子不要前往水库、河流等地方洗澡，在家中水盆或者浴缸中洗澡时也要有成年人在一旁监督保护；要加强对婴幼儿及家长的宣传教育工作，充分引起家长及婴幼儿的重视，不要心存侥幸心理，以防酿成大错。

> **课后思考**
>
> 1. 发现婴幼儿溺水时应当采取什么措施？
> 2. 课后请制作一份预防婴幼儿溺水的宣传单或宣传手册，分发给社区群众，向大家宣传预防婴幼儿溺水的相关知识。

五、交通意外伤

交通意外伤是严重危害人类生命健康安全的意外伤害，是造成人类意外死亡的重要原因，也是造成儿童死亡、伤残的重要原因之一。根据相关统计，我国每年约有2万名14岁以下的儿童死于交通事故。婴幼儿是交通意外伤害的主要群体之一，他们年龄小，反应能力低下，自我保护意识弱，因此强化婴幼儿的交通规则意识，预防交通意外伤害，对婴幼儿个人和社会的发展具有重要意义。

> **小案例**

今天上午，幼儿园组织全体幼儿去山区郊游，所有幼儿同乘一辆大巴车，大家都很开心。但在回来的路上，大巴车由于刹车失灵侧翻入沟里，由于很多孩子没有按照要求正确系安全带，不少幼儿被甩出车窗外，造成了伤亡。

问题：

1.通过上述案例，你对婴幼儿交通意外伤有什么新的认识？

2.托幼机构应该如何进行管理和教育，以防止婴幼儿交通意外伤的发生？

（一）类型

根据损伤的类型，交通意外伤可分为步行交通意外伤、乘车交通意外伤以及自行车交通意外伤。

1.步行交通意外伤

步行交通意外伤是婴幼儿交通意外伤害的首要原因，也是首要死亡原因，主要是被行驶的车辆撞击或碾压造成伤害。撞击伤发生时，婴幼儿往往遭受两次创伤，第一次是车辆直接撞击婴幼儿，第二次是被撞飞后冲向地面或物体造成损伤。碾压伤是由于车轮直接碾过婴幼儿身体所致，往往病情重，致残、致死率高。

2.乘车交通意外伤

乘车交通意外伤主要是婴幼儿乘车时保护措施不到位，如未系安全带或未使用专用的安全设施等。主要表现为车内撞击伤，安全带或安全气囊勒伤、挤压伤等。

3.自行车交通意外伤

自行车交通意外伤主要发生于会骑自行车的年长幼儿，幼儿骑自行车时平衡掌握不好，没有严格遵守交通规则，因此特别容易发生交通意外。此种伤害主要为撞伤所致，但如果幼儿腹部或胸部顶到车把，则极其容易损伤其内脏。

（二）临床表现

交通意外伤往往有明确的病史，但低龄患儿语言表达能力差，对受伤过程描述不准确，主要是通过其监护人、肇事者、目击者描述事件发生过程，监护人和肇事者会根据自己利益的不同而故意夸大或淡化损伤程度，因此要多听取目击者的描述来还原较为准确的事故现场。语言表达能力强的患儿会描述自己疼痛及不适的位置，语言表达能力差的患儿，在触摸受伤部位时会有表情痛苦、拒绝触碰等行为。损伤较重时，患儿可有意识模糊、呼吸不稳、脉搏细弱等表现。

（三）治疗

1.现场救治

婴幼儿发生交通意外伤害后要在第一时间进行救治。

（1）在现场没有明确婴幼儿伤情的情况下，尽量不要随便搬动，应当立即向周围群众求助，并及时拨打120求救。

（2）要在第一时间进行事故情况判断，了解患儿受伤的部位、受伤的方式，尽量还原当时事件发生的过程。

（3）检查患儿生命体征。检查患儿意识，观察患儿能否回答问题，能否对刺激做出反应，以明确是否有神经系统损伤；检查患儿呼吸，把耳朵靠近患儿的口鼻，观察患儿是否有呼吸以及呼吸的频率；检查患儿脉搏，用手指触摸患儿颈动脉，看是否有搏动，并记录下每分钟搏动的次数。若患儿意识清楚，呼吸、心跳正常，应尽量安抚患儿，让患儿保持清醒，注意观察患儿病情变化，及时处理；若患儿呼吸停止，应当立即进行人工呼吸；若患儿已无心跳，应当立即开展心肺复苏。

（4）若怀疑患儿颈部损伤，则不要随意搬动患儿颈部，应当立即用木板或者其他支持物固定患儿颈部以防止其运动造成二次损伤。若患儿肋骨骨折，则应当用胶布或绷带等固定患儿胸廓。若患儿有胸、腹部的开放性损伤，则应当用干净湿润的布料覆盖并用绷带或胶带固定。

（5）若患儿出现失血症状，则应当及时为其止血。常用的方法有：用干净的衣物或布料按压伤口止血，压迫靠近心脏一端的动脉止血等。

2. 入院治疗

患儿进入医院后，医生会根据辅助检查如X线片、CT、核磁共振等综合判断以决定是否进行手术或者保守治疗。

课后思考

1. 婴幼儿发生交通意外伤时会有什么表现？应当如何处理？

2. 你有什么好的方法降低婴幼儿交通意外事故的发生率？

六、电击伤与雷击伤

随着社会的进步与发展，人们用电的领域越来越多，电器的种类也越来越丰富，婴幼儿触电的风险也逐渐升高。婴幼儿对触电风险理解不足，用手触摸电源插孔或漏电的电器，从而造成电击伤。也有部分婴幼儿因为雷雨天气站在树下或高耸的建筑物下遭到雷击。轻伤患儿一般在电击或雷击结束后可自行恢复，重伤患儿往往会当场死亡。

👆 小案例

夏天刚下完暴雨，马路上积满了雨水，3岁的小曼穿着拖鞋和妈妈手拉手走在街上，小曼想玩水，所以故意往积水里走，突然小曼和妈妈都倒在了积水里。周围有人伸手想去拉她们，也大叫一声倒了下去。

问题：

1. 小曼和妈妈以及其他人为什么会倒下去？

2. 如果你是目击者，你会怎样救助小曼和她的妈妈？

（一）病因

电流进入人体后对造成损伤机体的机制尚不完全明确，但与以下因素有关。

1. 热能

人体各部位的电阻值是不一样的，当电流流经人体后，电能会转化为热能而灼烧组织，电阻大的部位产生的热量多，伤害也更严重。

2. 兴奋作用

电流流经人体时会刺激神经系统及肌肉系统，引起神经与肌肉的强烈兴奋，造成骨骼肌、心肌、平滑肌强烈收缩，出现呼吸肌麻痹、心搏骤停等症状，从而危及生命。

3. 直接破坏组织

电流流经组织后会发生电解作用而使组织分解，也会通过改变平衡电位使得细胞膜遭到破坏，造成细胞坏死。

（二）临床表现

1. 一般表现

患儿触电后，首先表现为触电肢体的收缩、痉挛以及麻木感，同时出现头晕、心悸、面色苍白、肢体无力等症状；重症患儿会出现呼吸减弱或暂停、心动过速或过慢、血压下降、意识丧失、呼吸和心搏骤停等症状。

2. 局部损伤

患儿触电严重时可出现局部皮肤损伤，电流流经人体后会在皮肤上留下一个入口和一个或数个出口，这就是人们常说的电击伤。一般电击伤入口烧伤范围不大，但烧伤程度较重；与之不同的是，电击伤出口烧伤范围较大，但烧伤程度较轻。皮肤烧伤主要表现为黑色或焦黄色的圆形创面，有时创面呈爆裂状，可见皮下组织如脂肪、肌肉、骨

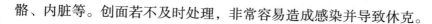

骼、内脏等。创面若不及时处理，非常容易造成感染并导致休克。

（三）治疗

1. 院前急救

首先要做的是让患儿脱离电源，可关闭开关或电闸，用干燥的木棍或者塑料棍等不导电的物体挑去患儿身上的电线，或将患儿推离电源。切不可用手直接触摸患儿。患儿被雷击倒后，要马上将患儿转移至安全的地方，防止二次伤害，然后立即拨打120求助。在等待专业医护人员到来之前要及时检查患儿的生命体征，如意识、呼吸、心跳等。若发现患儿呼吸停止，应立即进行人工呼吸；若发现患儿呼吸、心跳及意识丧失，应立即进行心肺复苏；若发现患儿有出血症状，应立即为其止血。

2. 入院治疗

患儿入院后要评估其生命体征，根据患儿情况进行相应的急救及生命支持治疗，待生命体征稳定后进行创面清理、抗感染或者截肢治疗。

（四）预防

加强宣传教育工作，让婴幼儿了解安全用电知识，不要随意触碰电器及电源插座等。家中及公共场所的电器或电源要及时检修，防止漏电情况的发生。家中的电源插座及电器要根据安全标准加装防护措施，连接地线，加装漏电保护器。雷雨天气尽量不要让婴幼儿外出，若不得已需要外出时，不要让婴幼儿在大树或者高大的建筑物下行走。

课后思考

1. 婴幼儿触电或被雷击后会有什么表现？
2. 怎样预防触电或者雷击的发生？

第四节　呼吸心搏骤停与心肺复苏

心肺复苏是指在呼吸心搏骤停的情况下采取的一系列急救措施，包括胸外按压、人工呼吸、电除颤等。婴幼儿心肺复苏强调及早判断、及早救治，尤其是事发现场的第一目击者进行及时有效的心肺复苏，对挽救患儿生命、减少缺血缺氧对患儿身体的损伤程度、减少并发症的发生具有重要作用。

👆 **小案例**

强强，3 岁的男孩，在马路上奔跑，突然被飞驰而来的货车撞倒在地。强强当时就失去了意识，呼吸不规则，脉搏细弱。周围的群众拨打了 120，但不知如何处理倒在地上的强强。

问题：如果你当时在旁边，你会给强强做什么处理？

医学研究表明，如果出现呼吸心搏骤停，人的脑细胞在常温下对缺氧的耐受极限通常为 4 分钟；超过 4～6 分钟，脑部损伤就不可逆转；超过 8 分钟，抢救成功的几率就会大大降低；超过 15 分钟，抢救成功的机会几乎为 0。因此，心脏停搏后的前 4 分钟对于婴幼儿生命的抢救极为关键，被称为"黄金 4 分钟"。

一、病因

（一）意外伤害引起的呼吸心搏骤停

此原因在婴幼儿呼吸心搏骤停中所占的比例相当大，常见的病因有溺水、车祸、外伤、电击、雷击、食物或者药物中毒等。

（二）疾病原因引起的呼吸心搏骤停

1. 呼吸系统疾病

成人主要是由心脏原发疾病导致呼吸心搏骤停，而儿童主要是由呼吸衰竭引起，又称为窒息性心跳停止。一些进展迅速的呼吸系统疾病，如哮喘、重症肺炎、喉炎等均可引起呼吸心搏骤停。

2. 循环系统疾病

先天性心脏病、心肌炎、心律失常以及大量失血等可引起呼吸心搏骤停。

3. 神经系统疾病

多是由于中枢神经系统疾病累及呼吸及血液循环中枢引起。

二、临床表现和快速诊断

婴幼儿一旦发生呼吸心搏骤停，会表现为突然昏迷、面色苍白或发绀、瞳孔散大、对光反射消失、大动脉（如腋动脉、颈动脉、股动脉）搏动消失、听不到心脏搏动以及呼吸的声音，有些患儿会有一过性抽搐。

只要发现患儿有上述症状，患儿大动脉搏动消失 10 秒左右就可拟诊，一旦拟诊就应当立即进行心肺复苏，切不可反复触摸患儿大动脉进行确认，以免延误最佳救治时期。

三、治疗

一旦发现患儿出现呼吸心搏骤停，则应当尽早尽快、争分夺秒地进行现场急救，尤其是在黄金 4 分钟之内。

（一）快速评估患儿病情并启动应急反应系统

首先要在 10 秒内确认患儿是否存在呼吸心搏骤停（用手轻拍患儿双肩，并大声呼喊患儿确认是否有意识存在，若无反应，应立即将耳朵靠近患儿口鼻，触摸患儿大动脉，检查是否为呼吸心搏骤停，此过程应在 10 秒之内完成），同时快速确认患儿发病现场是否安全，准备做心肺复苏。

（二）快速进行心肺复苏

及时有效的心肺复苏，对于挽救患儿生命以及避免复苏后遗症至关重要。患儿的心肺复苏程序为 C → A → B，即胸外按压（circulation，C）、开放气道（airway，A）、人工呼吸（breathing，B）。

1. 胸外按压

当发现患儿没有反应、没有自主呼吸或者只有无效的喘息样呼吸时，应当立即给予胸外按压，以建立血液循环，同时改善通气。实施胸外按压时，应将患儿放置于硬质地面或者木板上，以达到最佳的按压效果，对于婴幼儿来说，可用双手或者单手手掌根部按压患儿胸骨下半部分（一般为患儿两乳头连线的中点）。双手按压时，要将一只手的手掌根部置于另一只手的手背之上，十指相扣，下方手指稍抬起，用手掌根部冲击按压（见图 10-1），此法适用于青少年及成年人；单手按压时，一只手的手掌根按压胸骨，另一只手固定患儿头部，使患儿头稍向后仰，以利于患儿通气（见图 10-2），此法适用于身体较小的幼儿。无论是双手法还是单手法，按压深度至少为患儿胸廓前后径的三分之一（一般为 4 ～ 5cm，不要超过 6cm）。按压频率为 100 ～ 120 次 / 分，按压期间要注意让患儿胸廓充分回弹，以保证血液充分回流，但回弹时双手不可离开胸壁。按压要保证连续性，按压中断时间不可多于 10 秒。

2. 开放气道

与成人不同的是，婴幼儿呼吸心搏骤停的原因多是由于呼吸衰竭造成的。因此，开

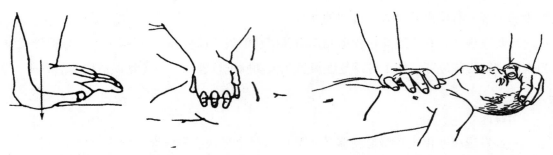

图 10－1　胸外按压（双手法）　　　　　图 10－2　胸外按压（单手法）

放气道，而后进行有效的人工呼吸对婴幼儿心肺复苏的成功至关重要。开放气道首先要将患儿的头歪向一侧，用手指清理口、鼻、咽部的分泌物和异物等，防止进行人工呼吸时将其吹入下呼吸道，造成窒息和感染。开放气道一般采取仰头抬颏法：将一只手的小鱼际（手掌外侧缘）部位置于患儿前额，另一只手的食指、中指置于患儿下颏将下颌骨向上提，使得下颌角与耳垂的连线与地面垂直，如图 10－3 所示；但要注意不要使劲按

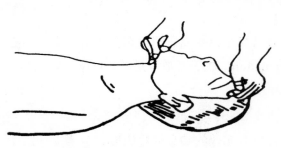

图 10－3　仰头抬颏法

压患儿颏下软组织，以免造成患儿气道阻塞。对于因车祸而受伤的患儿，如果怀疑患儿有颈椎损伤，应当采用托颌法：将双手置于患儿头部两侧，握住下颌角向上托举下颌，使得头部后仰，下颌角与耳垂连线与地面呈 60°。若托颌法不能够开放气道（人工呼吸时胸部起伏不佳），可改为仰头抬颏法。

3. 人工呼吸

在事发现场没有专业的辅助通气设备时一般采取人工呼吸法。施救者先深吸一口气，对于年龄较小的幼儿，可将自己的嘴覆盖患儿口鼻；若患儿年龄较大，施救者的嘴无法完全覆盖患儿口鼻，应当用食指和拇指将患儿鼻子捏紧，而后用嘴将患儿口封住，进行吹气。吹气时要注意患儿胸部起伏情况，吹气结束后要松开患儿鼻孔，让气体自然呼出。

当急救人员到达后，会采取球囊－面罩通气，球囊为一自膨胀气囊，可以输入空气或氧气；面罩一般要紧密覆盖患儿口鼻。使用该装置时要注意托起患儿下颌使气道开放。

4. 胸外按压与人工呼气的协调

当一个人对患儿实施心肺复苏时，在胸外按压和开放气道后要进行 2 次人工呼吸，即胸外按压和人工呼吸比为 30：2；若双人进行心肺复苏（一人进行胸外按压，一人进行人工呼吸），胸外按压和人工呼吸比为 15：2。若高级气道建立后，胸外按压与人工呼吸不再按照比率进行协调，胸外按压持续进行，频率依旧是 100～120 次／分，而人工

呼吸频率为 8 ～ 10 次 / 分。在多人心肺复苏过程中，要注意按压的深度、频率，当按压者疲劳时一定要及时换人，以保证心肺复苏的质量。

5. 启动应急反应系统

如果事故现场有 2 人或 2 人以上，1 人在进行心肺复苏的同时，另外的 1 个人应当马上启动应急反应系统。即立即拨打 120 求助，并及时获取 AED 进行除颤。如果只有 1 人实施心肺复苏，则在实施 5 个循环的心肺复苏（30：2 的胸外按压和人工呼吸比）后，应当迅速启动应急反应系统，并及时获得 AED 进行除颤，直至医务人员抵达或者患儿开始有自主呼吸和心跳。

知识拓展

呼吸心搏骤停患儿要除颤

心脏骤停多是由室颤或室速引起，当室颤或室速发生时，心室异常放电，心脏无法进行有节律的收缩和舒张，导致心搏骤停。此时需要进行电除颤消除异常放电，以恢复心脏正常的收缩和舒张功能。

什么是 AED

AED 是自动体外除颤仪（Automated External Defibrillator）的英文缩写，它是一种便携式、易于操作，只要稍加培训即可熟练使用，专为现场急救设计的急救设备（见图 10 - 4）。本装备不需要使用者进行长时间的医学训练，一般非医务人员在接受 4 小时的学习演练后，只要根据语音指示，接通电源，按动放电按钮，即可完成心电图自动分析、除颤。

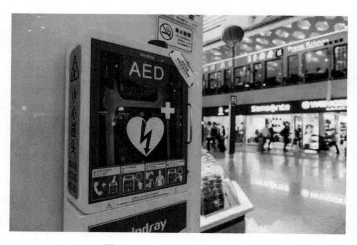

图 10 - 4　机场配备的 AED

本装置在人员密集的公共场所（机场、车站、商场等）都应有配备，但目前 AED 在我国的普及率不高，因此，我们更要熟练掌握胸外按压和人工呼吸技巧，并及时拨打120 求救，以便在紧急时刻挽救婴幼儿的生命。

6.高级生命支持

高级生命支持是指患儿转入有条件的医疗救治中心后，开展的建立血管通路、应用药物、气管插管、电除颤、心电监护、对症处理复苏之后的症状等治疗措施。

四、预防

主要方法为预防意外伤害和基础疾病的发生。平时要加强婴幼儿的安全教育工作，避免交通事故、溺水、触电、急性中毒等意外事件的发生，注意加强营养，增强体质，减少人员聚集，预防呼吸系统感染。注意定期注射疫苗，预防传染病。定期体检，早发现、早治疗基础疾病，避免病情发展。

课后思考

1. 若在公共场所发现患儿倒地，你会如何去做？

2. 目前我国群众对心肺复苏知识的掌握率不高，同时公共场所配备的 AED 的数量明显不足，对此你有什么好建议去改变这种状况？

素养园地

怀悬壶济世之仁心　行救死扶伤之仁术

钱素云是党的二十大代表，北京儿童医院重症医学科和内科教研室名誉主任，国家儿童医学中心、北京儿童医院重症医学科领头人。在钱素云 30 多年从医生涯中，长达26 年守护在儿童医院重症监护病房，为一个个年幼生命托举希望。

从课堂到病房，从模拟到实战，钱素云的每堂课都是用心设计、精心准备的；带教时，她从来都是一丝不苟，有时寥寥数句、几个问题，就让学生脸红、冒汗，感到自身存在的问题和不足，产生强烈的紧迫感。

北京儿童医院急诊内科主任王荃是钱素云的第一个研究生，她对导师的执着、严格、果敢深有体会。

"钱教授带教查房时不放过任何一个细节，她总是要求我们无论做什么，都要关注每个细微的环节，不能浮于表面。工作中，她总能让你有一种成就感，从而理解重症医学科对于生命的意义。她的每一个果敢的决策背后，都是出自对生命的敬畏和珍惜，这是让我触动最深的。"

从事儿童重症医学临床工作以来，钱素云挽救了无数垂危孩子的生命，多次临危受命奔赴各地处置各种突发公共卫生事件、参与灾区救治行动，先后荣获全国"三八"红旗手、"中国好医生""最美医生"等诸多荣誉称号……

"党的二十大代表这个身份是一份沉甸甸的责任。"有着30年党龄的钱素云说，"作为一名党员、一名医生，我将一如既往专注儿科临床中最迫切的问题，永葆初心，为孩子的健康成长保驾护航。"

资料来源：新华社.

思考：

以上事例对你有什么启示？如果你在托育机构工作，该如何向钱素云学习？

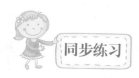

同步练习

1. 婴幼儿常见的食物中毒有哪些类型？各有什么临床表现？如何去治疗和预防？

2. 一氧化碳中毒后患儿有什么临床表现？若患儿出现意识丧失、呼吸心搏骤停等症状，你应当如何处理？

3. 你认为婴幼儿被家里饲养的宠物狗咬伤后是否需要注射狂犬疫苗？平时怎样做才能防止婴幼儿被家中的宠物咬伤呢？

4. 请从定义、临床表现、治疗角度阐述擦伤与挫伤的区别。

5. 什么原因会引起烧伤？烧伤是如何分度的？各有什么表现？

6. 简述患儿被电击时，身体会发生什么病理改变。

7. 调查本地区近几年婴幼儿因交通意外伤、溺水而发生伤害的人数，以及事故发生的地点与时间，分析变化趋势，并思考如何进行预防。

8. 上网观看心肺复苏教学视频，和同学一起练习，相互指正对方的错误和不规范的操作，做到了然于心，以备不时之需。

9. 王菲是幼儿园教师，今天早上她发现一个孩子精神状态不太好，当时她以为孩子可能只是有点感冒，给孩子吃了感冒药后就让孩子去休息室休息了。此时正值冬天，休息室里生着煤炉给孩子们取暖。午餐时间，王菲去喊那个感冒的孩子起床吃饭。当王菲走进休息室的时候，发现孩子意识不清、呼吸微弱、脉搏几乎摸不到。王菲意识到情况不妙，赶紧把孩子抱到室外，让保安拨打 120 求救，紧接着给孩子做起了心肺复苏。5分钟后，孩子呼吸、心跳逐渐恢复正常。

（1）案例中的孩子可能发生了什么情况？应当如何处理？

（2）在本案例中，王菲作为幼儿园教师，她哪些地方做得对？哪些地方做得不合适？

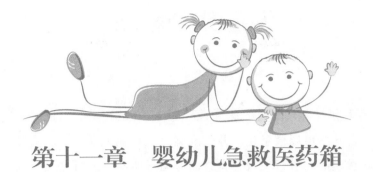

第十一章　婴幼儿急救医药箱

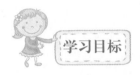

1. 掌握家庭药箱的作用，掌握常用各类药品及医疗器具的作用。

2. 严格将药品及医疗器具归类，做到方便拿取及使用。

3. 对家长做好指导，普及相关知识，守护好关系儿童健康的最后一关。

俗话说"人吃五谷杂粮"，没有人能够一辈子不生病，也不能保证一辈子不吃（用）药。尤其是婴幼儿时期，孩子免疫力低，自我保护能力差，非常容易受到伤害。因此，家里或者托幼机构备一个急救药箱（见图 11 - 1）就十分有必要。但药物及医疗设备的应用和选择非常专业，需要进行专业培训和指导，而且婴幼儿各个器官功能没有发育完全，药物副作用表现更加明显。此外，婴幼儿用药的剂量、用法都与成人有很大不同，因此需要格外小心。那么我们的婴幼儿急救医药箱中应该准备哪些物品呢？每种物品应该如何使用呢？

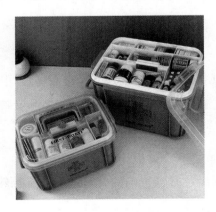

图 11 - 1　急救药箱

第一节　护理用品

一、体温计

1593 年，意大利科学家伽利略发明了人类第一支温度计。从此，温度不再是个感性且主观的概念，它开始可以被量化，并被准确、客观地记录下来。同样，婴幼儿体温的测量也不能只靠触摸额头进行主观感觉，而应通过体温计进行测量，因此体温计成为急救医药箱中的必备物品。

（一）分类

目前市面上的体温计种类很多，主要分为三种。

1. 水银体温计

这是最传统的体温计，由外部的玻璃管和内部的水银组成，结构简单，因此成本低廉。它是根据水银的热胀冷缩性质来发挥功能的，使用时把温度计置于腋下、口腔、肛门，身体的温度会让水银膨胀，5 分钟后就可准确测出身体的温度。但这种体温计的玻璃管易碎，不易储存，而且汞为重金属，破碎后挥发的汞蒸汽会对人体造成伤害。

2. 电子体温计

电子体温计是现在比较常用的体温计，医院、家庭中都可以使用，与传统体温计一样，都是放置于腋下、口腔、肛门进行测量，测量速度较快，而且测量结果较为准确。

3. 红外线体温计

新型冠状病毒肺炎爆发期间，红外线体温计特别流行，尤其是在人流量较大的场所，红外线体温计测温快、使用方便、不用接触人体的优点被充分发挥出来。红外线体温计测量耳内温度时较为准确，但测量体表温度（如额温、手腕温度）时易受环境温度的影响。

（二）使用

使用体温计测量婴幼儿体温时可选择腋下、口腔、肛门。其中肛门测量最为准确，但婴幼儿配合度较差，口腔测量有一定的危险性，故多测量腋温。

二、消毒及伤口包扎用品

婴幼儿外伤出血时要做出及时且正确的处理，因此医药箱中需备外用消毒药、消毒棉签、创可贴等。

（一）外用消毒药

外用消毒药的种类非常多，最常用的是 75% 酒精，它能够有效杀灭绝大多数细菌和微生物。本品主要用于皮肤（尽量不要用于伤口消毒，酒精对伤口的刺激很大）及医疗器械的消毒。碘伏、聚维酮碘、红霉素、莫匹罗星等也是常见的外用消毒药。碘伏主要用于创面清洁，与酒精相比，碘伏对伤口的刺激较小，患儿容易耐受。患儿皮肤被擦伤后，应用碘伏间断擦拭直至创面结痂；皮肤被割伤后，可用消毒棉签蘸取碘伏擦拭 3 遍后再用创可贴或纱布覆盖。

👆 小贴士

外用药物不可内服，一定要妥善保管，不能让孩子单独接触，以免孩子误食、误用。尤其是酒精易燃，不要让孩子接触，同时也要注意储存安全，避免造成火灾。有些孩子对碘过敏，因此在应用碘伏、聚维酮碘前要确定孩子没有过敏史。

（二）消毒棉签

消毒棉签的主要作用是清创消毒和压迫止血，清创消毒时一般采取由内而外旋转消毒的方法，但污染部位的伤口化脓时要由外向内旋转消毒。使用消毒棉签清创消毒时，要先清理清洁区域，再清理污染区域。

（三）创可贴

创可贴又称苯扎氯胺贴，是最常用的处理小伤口的医疗用品，它具有操作简单、干净卫生等优点。在伤口较小时，它可以替代绷带、纱布等传统伤口处理用品，而且密封性好，能够有效将伤口与周围环境隔离，且部分创可贴具有防水功能。需要注意的是，如果伤口较大、较深且污染严重时，不应当使用创可贴，而应当及时清创，并前往医院进行专业处理。

三、医用手套和口罩

新型冠状病毒肺炎疫情让大家对于传染病及自我防护有了更加全面的认识。口罩的应用可阻断经呼吸道传播的传染病的传播途径，保护易感人群，防止传染病的爆发。医用手套可以有效保护护理患儿的婴幼儿健康工作者，也可以防止传染病的交叉传播。

　　一次性医用口罩的备量要充足，尤其是婴幼儿专用口罩的数量。要注意口罩质量，不要贪图便宜购买"假口罩"。手套在护理传染病患儿时也十分必要，可以有效阻止疾病传播，但在护理传染病患儿时仅佩戴手套是不够的，在佩戴手套前和佩戴后还要洗手。

🎈 课后思考

1. 如果婴幼儿手指被铅笔刀割伤，你会用到医药箱中的什么护理物品？应当怎样处理？
2. 使用消毒棉签清创消毒时应当怎样处理？为什么？

第二节　常用药物

　　婴幼儿一旦生病，通常应立即送往医院进行处理。但如果身边有一些常用的药品，不仅能够在到达医院之前应急，而且还能有效缓解患儿的临床症状。

一、退热药

　　对于婴幼儿来说，发热是非常常见的症状。常见的原因是感染，此外一些免疫性疾病、血液系统疾病等也会引起发热。如果婴幼儿对退热药物无禁忌证（如过敏等），同时体温超过38.5℃时可以口服退热药降温。一般退热药物都是通过调节体温中枢，抑制前列腺素的合成与释放来发挥解热、镇痛、抗炎作用。

　　一般医药箱中可备布洛芬和对乙酰氨基酚，二者都有较强的降温作用，使用时应当严格遵照说明书，对照婴幼儿的年龄及体重使用。

👆 小贴士

　　婴幼儿服用退热药后会大量出汗以降低体温，因此，服用退热药后应当让患儿多饮水，防止患儿脱水。

但要注意，退热药只能暂时缓解患儿发热症状，并不能对因治疗。因此，患儿退热后应当及时前往医院进行诊治，以查明病因。

二、感冒药

"感冒"又称急性上呼吸道感染，病变部位主要为鼻腔、咽、喉。市面上的一些复方感冒药，能够抑制前列腺素合成，收缩毛细血管，因此能够缓解头痛、鼻塞、流鼻涕、全身酸痛等症状，而且这些药也有一定的解热、镇痛、抗炎作用。

常用的药物有伪麻美芬、小儿氨酚黄那敏等。

👆 小贴士

与退热药一样，感冒药也只是缓解症状。若想寻求对因治疗，应当及时前往医院进行系统诊治。需要注意的是，如果患儿有急性上呼吸道感染症状，不要随便使用抗菌药物，因为患儿感冒的原因多是由病毒感染引起的，使用抗菌药物不仅无效，而且还会导致耐药菌的产生。

三、镇咳化痰药

镇咳药可以分为两种：一种为中枢性镇咳药；另一种为末梢神经性镇咳药。化痰药主要分为三类：第一种为痰液溶解剂，药物能够溶解痰液，使痰液黏度降低，使其有利于咳出；第二种为痰液调节剂，它能够使分泌的痰液变得稀薄，从而易于咳出；第三种为恶心性去痰药，服用此种药物后，能够引起轻度恶心，使得呼吸道黏膜水分分泌增加，以稀释痰液。中医有很多镇咳化痰药物，但需要辨证用药，因此需要在专业医生的指导下使用。

医药箱中可备乙酰胱氨酸或氨溴索等化痰药。不建议常备镇咳药，因为有些镇咳药具有成瘾性，一些中枢性镇咳药也会抑制婴幼儿的咳嗽中枢。

四、止泻药

对于年龄较小的孩子来说，腹泻是常见的疾病。止泻药可以抑制胃肠道蠕动，保护胃肠黏膜免受刺激，调节胃肠道的菌群，以达到止泻的效果。要注意止泻药的使用应当受到严格规范，婴幼儿腹泻时不应当马上使用止泻药，应当及时前往医院化验大便以排除病原体感染的情况。若小儿腹泻为病原体感染引起，那么使用止泻药不仅不利于病原体的排出，而且会造成感染加重。在排除病原体感染的情况后才可使用止泻药物。

常用的止泻药物有蒙脱石散、口服补液盐、肠道微生态调节剂等。

小贴士

蒙脱石散是一种肠道黏膜保护剂。本品进入肠道后会吸附在肠黏膜上以减少肠内容物对肠黏膜的刺激，同时还能吸附毒素。

肠道微生态调节剂是一种活菌制剂，其中含有多种益生菌，可以调节肠道菌群，减轻腹泻症状。本品需要冷藏保存，不可与抗生素同时服用，服用时不应用热水冲服，以防止抗生素或者热水杀死益生菌，造成药物失效。

婴幼儿急救药箱装有护理用品及常用药物，所以要具有防水、防潮、干燥通风的特点。药箱内的药品和器材要注意包装好，防止泄漏、失效，要注意检查保质期，过期物品要及时扔掉。药箱内要准备一个物品清单，写好物品的数量、规格，注意分类放置，以便于查找。

课后思考

1. 当患儿发烧、咳嗽时，可以给患儿服用什么药物？
2. 参照婴幼儿急救医药箱，自己制作一个家庭医药箱。

素养园地

科学分配家庭药箱空间

家庭药箱一般以治疗常见病、多发病、慢性病以及时令性疾病的药物为主。家庭常用药品是为了使一些小病能得到及时治疗、尽早控制，或至少能在去医院前做些临时处理。但要注意，对自己不能确诊或症状较重、变化较大的疾病，不能擅自用药，要及时就医。在药箱空间分配上，可遵循以下原则：药箱的顶层空间一般不大，我们可以放置一些急救用药，如速效救心丸、硝酸甘油等；还可以放置一些急救用品，如创可贴、棉签、体温计等。下面一层可以放置其他常用药品，但是需要将成人药及儿童药分开，内服药和外用药分开，各种功效不同的药物也建议分类摆放，避免拿错、误用。

　　思考：在日常生活中，我们在家庭药箱的空间分配上常存在哪些误区？我们应该如何避免产生上述误区？

1. 除了本章提到的护理用品和药物外，你觉得医药箱中还可以装什么？
2. 对于发生外伤和发热的婴幼儿，你如何运用婴幼儿急救医药箱中的物品进行处理？

主要参考文献

［1］王卫平，孙琨，常立文. 儿科学. 9 版. 北京：人民卫生出版社，2018.

［2］江载芳，申昆玲，沈颖. 诸福棠实用儿科学. 北京：人民卫生出版社，2015.

［3］张玉兰，卢敏芳. 儿科护理. 2 版. 北京：人民卫生出版社，2020.

［4］金莉，刘心洁. 幼儿常见疾病的预防. 北京：高等教育出版社，2015.

［5］王卫平. 儿科学. 8 版. 北京：人民卫生出版社，2013.

［6］金扣干. 学前保健学. 上海：复旦大学出版社，2011.

［7］洪黛玲，张玉兰. 儿科护理学. 北京：北京大学医学出版社，2008.

［8］陈百合，谢巾英，廖秀宜. 最新儿科护理学. 北京：人民军医出版社，2007.

［9］崔焱. 儿科护理学. 5 版. 北京：人民卫生出版社，2012.

［10］朱艳，能和民. 传染病护理学. 郑州：郑州大学出版社，2013.

［11］辛瑞莲，毛红云，周香凤. 护理学基础. 武汉：华中科技大学出版社，2013.

［12］徐淑秀，谢晖. 护理学操作技术图谱. 北京：人民卫生出版社，2011.

［13］薛辛东，杜立中. 儿科学. 2 版. 北京：人民卫生出版社，2011.

［14］万钫. 学前卫生学. 3 版. 北京：北京师范大学出版社，2012.

［15］桂永浩，薛辛东. 儿科学. 3 版. 北京：人民卫生出版社，2015.

［16］徐书珍，初建芳，于永锋. 儿科疾病症状鉴别诊断学. 北京：军事医学科学出版社，2012.

［17］赵堪兴，杨培增. 眼科学. 9 版. 北京：人民卫生出版社，2018.

［18］韩晋玲. 五官科护理. 北京：科学出版社，2013.

［19］于海红，张玉兰. 儿科护理学实训与学习指导. 北京：人民卫生出版社，2014.

［20］高凤，张宝琴. 儿科护理. 3 版. 北京：人民卫生出版社，2015.

［21］王来圣. 学前卫生学. 2 版. 北京：科学出版社，2011.

［22］张志愿，余光岩. 口腔科学. 8 版. 北京：人民卫生出版社，2013.

［23］周更苏. 儿科护理学. 北京：人民卫生出版社，2011.

［24］张学军，郑捷. 皮肤性病学. 9 版. 北京：人民卫生出版社，2018.

［25］田勇泉. 耳鼻咽喉头颈外科学. 9 版. 北京：人民卫生出版社，2018.

［26］古桂雄，戴耀华. 儿童保健学. 北京：清华大学出版社，2011.

［27］韩宏莉，李翠莲. 幼儿卫生与保健常识. 保定：河北大学出版社，2019.

［28］唐林兰，于桂萍. 学前儿童卫生与保健. 北京：教育科学出版社，2015.